Adrian Vega

Système Holistique de Guérison Arcturienne
Guide pour la Guérison Multidimensionnelle et l'Éveil de la Conscience

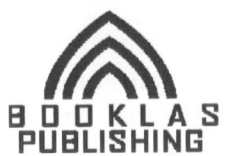

Titre Original : Sistema Holístico de Cura Arcturiana - Guia para a Cura Multidimensional e o Despertar da Consciência

Copyright © 2025, publié par Luiz Antonio dos Santos ME.
Ce livre est une œuvre de non-fiction qui explore les pratiques et concepts dans le domaine de la guérison multidimensionnelle et de l'éveil de la conscience. A travers une approche holistique, l'auteur présente des outils pratiques pour atteindre l'équilibre énergétique, la transformation personnelle et le bien-être global.
1ᵉᵘ Édition
Equipe de Production
Auteur : Adrian Vega
Éditeur : Luiz Santos
Couverture : Studios Booklas
Mise en page : Pierre Morel
Traduction : Camille Dupont
Publication et Identification
Système Holistique de Guérison Arcturienne
Booklas, 2025
Catégories : Développement Personnel / Spiritualité / Holisme
DDC : 615.5
CDU : 615.851
Tous droits réservés à :
Luiz Antonio dos Santos ME / Booklas

Aucune partie de ce livre ne peut être reproduite, stockée dans un système de récupération ou transmise par quelque moyen que ce soit — électronique, mécanique, photocopie, enregistrement ou autre — sans l'autorisation préalable et expresse du détenteur des droits d'auteur.

Table des Matières

Indice Systématique 5
Prologue 11
Chapitre 1 Guérison Multidimensionnelle Arcturienne 13
Chapitre 2 Énergie et anatomie vibrationnelle 21
Chapitre 3 Préparation et guérison intégrale 31
Chapter 4 Frequencies and Creative Power 41
Chapitre 5 Connexion et Outils Sacrés 50
Chapitre 6 Connexion et Outils Sacrés 60
Chapitre 7 Éthique et Purification Énergétique 69
Chapitre 8 Chakras et Autoguérison 78
Chapter 9 Sacred Geometry and Channeling 87
Chapitre 10 Guérison et protection aurique 95
Chapitre 11 Guérison Mentale et Énergétique 105
Chapter 12 Remote Healing and Sacred Spaces 114
Chapitre 13 Fusion Énergétique 122
Chapitre 14 Guérison Collective et Intuition 131
Chapitre 15 Cristaux et Guérison Arcturienne 140
Chapitre 16 Activation du Corps de Lumière 149
Chapitre 17 Guérison Interdimensionnelles 158
Chapitre 18 Maîtres et Symboles Arcturiens 167
Chapitre 19 Énergétique et Guérison Ancestrale 176
Chapitre 20 Son et Guérison du Cœur 185
Chapitre 21 Alignement Cosmique et Guérison Animale 194
Chapitre 22 Protection et Libération Énergétique 203

Chapitre 23 Guérison des Relations et Lumière 211
Chapitre 24 Harmonie avec la Terre et Régénération 220
Chapitre 25 Guérison des Enfants et en Groupe 228
Chapitre 26 Maîtrise et pratique avancée 237
Épilogue 246

Indice Systématique

Chapitre 1: Guérison Multidimensionnelle Arcturienne - Explore les bases de la guérison multidimensionnelle, expliquant l'interconnexion entre le corps, l'esprit, les émotions et l'esprit, et comment les énergies arcturiennes aident à rétablir l'équilibre dans ces dimensions.

Chapitre 2: Énergie et anatomie vibrationnelle - Aborde les principes fondamentaux de l'énergie et de l'anatomie énergétique, expliquant comment l'énergie vitale circule dans le corps à travers les chakras, les méridiens et le champ aurique, et comment ces structures influencent la santé et le bien-être.

Chapitre 3: Préparation et guérison intégrale - Décrit les étapes nécessaires pour préparer l'esprit et le corps à recevoir les énergies arcturiennes, en mettant l'accent sur l'intention consciente, la méditation, la connexion à la terre et le nettoyage énergétique.

Chapitre 4: Fréquences et pouvoir créatif - Explore le concept des fréquences arcturiennes, expliquant comment ces vibrations élevées interagissent avec le système énergétique humain pour faciliter la guérison, l'équilibre et la transformation à tous les niveaux.

Chapitre 5: Connexion et outils sacrés - Présente différentes techniques pour se connecter aux énergies arcturiennes, telles que la respiration consciente, la visualisation guidée, la méditation et l'utilisation du son, du mouvement et des cristaux.

Chapitre 6: Fondements de la guérison - Aborde les principes de base de la guérison énergétique, en expliquant comment travailler avec l'alignement énergétique, la respiration, l'imposition des mains et la visualisation pour rétablir l'équilibre et favoriser le bien-être.

Chapitre 7: Éthique et purification énergétique - Souligne l'importance de l'éthique dans la pratique de la guérison, en mettant l'accent sur la responsabilité, le respect du libre arbitre, la confidentialité et l'intention pure, ainsi que sur les techniques de purification énergétique pour le praticien et l'environnement.

Chapitre 8: Chakras et autoguérison - Explore en profondeur le système des chakras, expliquant comment harmoniser et équilibrer ces centres énergétiques à travers des techniques de visualisation, de respiration, de son et de cristaux, afin de favoriser l'autoguérison et le bien-être intégral.

Chapitre 9: Géométrie sacrée et canalisation - Présente la géométrie sacrée comme un outil vibratoire puissant, expliquant comment travailler avec des motifs tels que la Fleur de Vie, le Merkaba et le Cube de Metatron pour amplifier les énergies de guérison, canaliser les fréquences supérieures et élargir la conscience.

Chapitre 10: Guérison émotionnelle et protection aurique - Aborde l'importance de la guérison émotionnelle, en expliquant comment libérer les blocages émotionnels, travailler avec les traumatismes et cultiver des émotions élevées, ainsi que des techniques pour renforcer et protéger le champ aurique.

Chapitre 11: Guérison mentale et énergétique - Explore la guérison mentale, en expliquant comment transformer les schémas de pensée négatifs, cultiver la clarté et la paix intérieure, et utiliser des techniques de respiration, de visualisation et de son pour élever la vibration mentale.

Chapitre 12: Guérison à distance et espaces sacrés - Présente la pratique de la guérison à distance, en expliquant comment canaliser les énergies arcturiennes vers d'autres personnes, indépendamment de leur emplacement physique, et comment nettoyer et harmoniser les espaces pour créer des environnements énergétiques favorables.

Chapitre 13: Guérison multidimensionnelle et fusion énergétique - Explore des pratiques avancées telles que la guérison multidimensionnelle, le travail avec les lignes de temps, l'intégration de fréquences spécifiques, l'activation du corps de lumière et la collaboration avec des guides spirituels.

Chapitre 14: Guérison collective et intuition - Aborde la puissance de la guérison collective, expliquant comment les groupes peuvent amplifier les énergies curatives et contribuer au bien-être planétaire, ainsi que l'importance de développer l'intuition comme outil de guérison.

Chapitre 15: Cristaux et guérison arcturienne - Explore l'utilisation des cristaux dans la guérison arcturienne, expliquant comment choisir, nettoyer, programmer et utiliser les cristaux pour amplifier les énergies, équilibrer les chakras et potentialiser les pratiques de guérison.

Chapitre 16: Activation du corps de lumière - Décrit le processus d'activation du corps de lumière, une structure énergétique avancée qui connecte le praticien aux dimensions supérieures, permettant une guérison profonde, une expansion de la conscience et une connexion directe avec les énergies arcturiennes.

Chapitre 17: Reprogrammation et guérison interdimensionnelles - Aborde la reprogrammation énergétique pour transformer les schémas limitants, ainsi que la guérison interdimensionnelle pour aborder les déséquilibres énergétiques provenant d'autres dimensions ou lignes de temps.

Chapitre 18: Maîtres et symboles arcturiens - Explore le travail avec les maîtres arcturiens et d'autres guides spirituels, expliquant comment se connecter à eux, recevoir leurs orientations et collaborer dans les pratiques de guérison, ainsi que l'utilisation des symboles arcturiens pour amplifier les énergies.

Chapitre 19: Reconstruction de l'ADN énergétique et guérison ancestrale - Aborde la reconstruction de l'ADN énergétique pour restaurer et activer le potentiel vibratoire de l'être, ainsi que la guérison ancestrale pour libérer les schémas énergétiques hérités à travers les générations.

Chapitre 20: Son et guérison du cœur - Explore l'utilisation du son dans la guérison arcturienne, expliquant comment les vibrations sonores peuvent débloquer l'énergie, équilibrer les chakras et potentialiser la guérison, ainsi que l'importance de la guérison du cœur pour l'équilibre émotionnel et spirituel.

Chapitre 21: Alignement cosmique et guérison animale - Aborde l'alignement planétaire, expliquant comment travailler avec les énergies des cycles célestes pour restaurer l'équilibre et potentialiser la connexion spirituelle, ainsi que la pratique de la guérison animale pour harmoniser les animaux et renforcer le lien entre les espèces.

Chapitre 22: Protection et libération énergétique - Présente des techniques de protection énergétique pour préserver l'intégrité du champ vibratoire, ainsi que des méthodes pour libérer les blocages énergétiques qui entravent le flux naturel de l'énergie vitale.

Chapitre 23: Guérison des relations et lumière - Explore la guérison des relations, expliquant comment harmoniser les énergies partagées entre les individus, dissoudre les conflits et renforcer les liens, ainsi que la pratique de la transmission de lumière pour apporter guérison et clarté aux autres.

Chapitre 24: Harmonie avec la Terre et régénération - Aborde l'importance de l'harmonie avec la Terre, expliquant comment se connecter à ses énergies, travailler avec ses rythmes et contribuer à sa guérison, ainsi que les techniques de régénération pour activer les processus naturels de restauration du corps.

Chapitre 25: Guérison des enfants et en groupe - Présente des techniques spécifiques pour travailler avec les enfants dans le système arcturien, en tenant compte de leur sensibilité et de leur niveau de compréhension, ainsi que les avantages et les pratiques de la guérison en groupe pour amplifier les énergies curatives.

Chapitre 26: Maîtrise et pratique avancée - Explore les progrès dans la pratique du système arcturien, expliquant comment intégrer et combiner les techniques apprises, aborder des défis énergétiques spécifiques et travailler avec plus de précision et d'efficacité.

Épilogue - Offre une réflexion finale sur le voyage de guérison et de transformation entrepris par le lecteur, en soulignant l'importance de l'interconnexion, de la co-création et de la connexion aux énergies supérieures pour une vie harmonieuse et épanouissante.

Prologue

Des profondeurs du cosmos, où le silence n'est interrompu que par la mélodie vibrationnelle de l'univers, émerge une invitation irrésistible : un voyage à l'intérieur de soi, au-delà des barrières imposées par le mental et le corps. Ce que vous tenez entre vos mains n'est pas seulement un livre ; c'est une carte, un guide et une clé. Chaque page a été imprégnée d'un objectif singulier : éveiller en vous la résonance de quelque chose qui a toujours été là, attendant le moment propice pour émerger.

Les Arcturiens, êtres de sagesse et de lumière, ont ouvert une fenêtre à travers ce savoir, se connectant à ce qu'il y a de plus subtil et de plus pur en vous. Leurs fréquences et leurs énergies, qui transcendent la compréhension conventionnelle, résonnent avec ce que nous appelons l'essence, le point d'équilibre entre le physique et le spirituel. Ils ne se présentent pas comme des maîtres distants, mais comme des compagnons qui reconnaissent le potentiel infini de votre existence.

Tout au long de votre vie, vous avez peut-être ressenti un vide inexplicable, une quête constante de quelque chose que vous n'avez jamais trouvé. Peut-être avez-vous remarqué que les réponses que vous cherchiez étaient toujours un pas au-delà de votre regard. Ce livre, cependant, est différent. Il a été écrit pour vous - non pas pour le collectif, non pas pour une foule, mais pour votre âme unique, avec ses défis, ses rêves et ses potentialités.

La médecine holistique arcturienne n'est pas seulement un remède pour le corps. C'est un rappel que tout en vous est connecté : mental, esprit, émotions et corps physique. Vous portez en vous un système énergétique qui pulse avec les vérités de l'univers. Chaque blocage que vous libérez, chaque blessure que vous guérissez, génère une nouvelle mélodie qui s'aligne avec la fréquence la plus pure du cosmos.

Dans les pages qui suivent, vous ne trouverez pas seulement des informations, mais aussi des vibrations qui activent des parties endormies de votre conscience. Chaque pratique, chaque concept, chaque enseignement a été conçu pour vous faire vous souvenir, pour allumer en vous le pouvoir que vous avez toujours eu, mais qui a peut-être été réduit au silence par la densité du monde.

Permettez que cette lecture soit plus qu'un acte intellectuel. Ressentez-la. Connectez-vous avec elle. Car, ce faisant, non seulement votre système énergétique s'alignera, mais l'univers autour de vous changera également. C'est le pouvoir que vous portez en vous. Et ce livre est le rappel que vous n'êtes jamais seul sur ce chemin.

Luiz Santos Éditeur

Chapitre 1
Guérison Multidimensionnelle Arcturienne

La guérison holistique n'est pas simplement un processus de guérison ; c'est une expérience transformatrice qui englobe chaque recoin de notre existence. Dans le vaste tissu de la vie, tout est interconnecté : corps, mental, émotions et esprit forment un équilibre délicat qui soutient notre bien-être. Ce chapitre commence à dévoiler ce système de guérison multidimensionnelle, qui transcende les barrières conventionnelles pour nous offrir un chemin vers la véritable harmonie intérieure.

Au cœur de cette approche se trouve la compréhension que chaque aspect de notre existence reflète un tout plus grand. Les maladies physiques sont souvent l'écho de déséquilibres émotionnels, tandis que les blocages énergétiques peuvent se manifester sous forme de pensées intrusives ou même de maladies. Reconnaître cette interrelation complexe est le premier pas vers une guérison authentique, qui non seulement soulage les symptômes, mais guérit la racine de nos maux.

La guérison arcturienne se présente comme un système holistique qui intègre ces dimensions, nous guidant vers un état d'équilibre profond. Mais avant de plonger dans ses complexités, il est essentiel de comprendre les fondements sur lesquels elle repose.

Le terme "guérison holistique" évoque l'image d'une totalité intégrée, mais qu'est-ce que cela signifie en réalité ? En son essence, il s'agit d'aborder l'être humain comme un tout indivisible. Alors que les pratiques médicales conventionnelles ont tendance à se concentrer sur les symptômes isolés, l'approche holistique explore les causes sous-jacentes à tous les niveaux : physique, émotionnel, mental et spirituel. Ce paradigme ne cherche pas seulement à soulager la souffrance, mais à restaurer la vitalité inhérente à chaque individu.

Dans ce voyage, les Arcturiens jouent un rôle unique. Ces êtres de haute vibration, connus pour leur profonde connaissance spirituelle et énergétique, nous offrent des outils et des enseignements qui résonnent avec les fréquences les plus élevées du cosmos. Leur connexion avec l'humanité n'est pas le fruit du hasard, mais une relation cultivée au fil des millénaires, conçue pour nous guider vers une plus grande compréhension de notre place dans l'univers et de notre capacité innée à guérir.

La guérison arcturienne est, en essence, un voyage vers la connaissance de soi. Avant d'apprendre à canaliser ces énergies, nous devons examiner nos propres énergies intérieures. Quels schémas de pensée dominent notre mental ? Quelles émotions refoulons-nous ? Quels signaux notre corps nous envoie-t-il que nous ignorons ? Chacun de ces aspects offre des indices cruciaux pour comprendre l'état de notre être et le chemin vers la guérison.

La multidimensionnalité de ce système réside dans sa capacité à aborder ces questions sous de multiples perspectives. Imaginez que votre être est comme un instrument de musique, chaque aspect de votre existence représentant une corde. Lorsque ces cordes sont accordées et vibrent à l'unisson, la musique qu'elles produisent est harmonieuse et équilibrée. Mais si une corde est désaccordée, toute la mélodie est affectée. La guérison holistique agit comme l'accordeur qui restaure l'harmonie perdue.

Dans ce processus, nous ne cherchons pas seulement à guérir le corps, mais aussi à libérer les émotions piégées, à reprogrammer les schémas mentaux nuisibles et à nous reconnecter à notre essence spirituelle. C'est une danse entre les dimensions visibles et invisibles de notre existence, où chaque pas nous rapproche de notre état naturel de bien-être.

La guérison holistique nous invite également à reconnaître notre interconnexion avec l'environnement qui nous entoure. Nous vivons dans un univers vibratoire, où chaque pensée, émotion et action génère des ondes qui affectent le tissu de la réalité. Tout comme une rivière coule harmonieusement lorsqu'elle est libre d'obstacles, notre énergie vitale circule mieux lorsque nous sommes en équilibre. Mais lorsque ce flux est interrompu, que ce soit par le stress, un traumatisme ou des influences extérieures, des blocages apparaissent et impactent notre santé.

C'est là que les enseignements arcturiens offrent leur sagesse. Connectées aux fréquences les plus pures de l'univers, ces pratiques nous apprennent à libérer les blocages et à restaurer le flux énergétique naturel. Il ne s'agit pas d'un simple acte de guérison, mais d'un retour à notre état originel d'équilibre.

Au fur et à mesure que nous nous engageons sur cette voie, nous commençons à comprendre que la guérison n'est pas un événement isolé, mais un processus continu de transformation. Chaque expérience, chaque défi et chaque triomphe sont des occasions de grandir et de nous réaligner avec notre essence la plus élevée.

Dans ce chapitre introductif, nous avons planté les graines d'un voyage qui promet de révolutionner notre compréhension de la santé et du bien-être. La guérison arcturienne ne nous permet pas seulement de guérir, mais aussi de devenir des agents de transformation, en rayonnant l'équilibre et l'harmonie à tout ce qui nous entoure.

À partir de ce point de départ, le lecteur est invité à explorer les profondeurs de son être, à se connecter aux énergies universelles et à découvrir l'immense potentiel de guérison qui réside en chacun de nous. La guérison holistique n'est pas une destination, mais un voyage continu vers la plénitude, et le chemin commence ici.

Dans les vastes étendues du cosmos, où les étoiles brillent comme des phares de l'éternité, se trouvent des civilisations qui ont transcendé les limitations physiques et atteint un état de vibration pure. Les Arcturiens sont l'un de ces collectifs élevés, connus pour leur profond engagement envers l'expansion spirituelle et l'équilibre énergétique dans l'univers. Leur nom provient de l'étoile Arcturus, située dans la constellation de Bootes, un phare de lumière qui résonne avec une fréquence d'amour, de sagesse et de guérison.

Contrairement aux entités qui habitent les plans denses de l'existence, les Arcturiens ne sont pas limités par des corps physiques au sens où nous l'entendons. Au lieu de cela, ils opèrent à des niveaux de conscience supérieurs, où la matière et l'énergie coexistent en parfaite harmonie. Bien qu'ils puissent prendre des formes perceptibles par les humains lors d'expériences méditatives ou de canalisations, leur vraie nature est vibrationnelle, composée de fréquences qui résonnent avec les niveaux les plus élevés de la création.

Leur connexion avec l'humanité n'est pas un phénomène récent, mais un lien cultivé à travers les âges. Depuis les temps anciens, les Arcturiens ont guidé les civilisations humaines, agissant comme des gardiens du savoir et de la guérison. À travers des messages transmis dans les rêves, la méditation profonde ou des états altérés de conscience, ils ont dispensé la sagesse sur le fonctionnement de l'univers, le pouvoir de l'énergie et le chemin vers l'évolution spirituelle.

Souvent, ces connexions se manifestent comme un doux appel intérieur, un sentiment de familiarité inexplicable ou des visions de formes géométriques et de motifs lumineux. Ceux qui ont répondu à cet appel décrivent une sensation de paix profonde, comme s'ils retournaient dans un foyer spirituel qu'ils avaient oublié.

Les Arcturiens, avec leur patience infinie, sont toujours présents pour ceux qui cherchent à comprendre leur but et à atteindre des niveaux supérieurs d'équilibre.

La mission des Arcturiens transcende le plan humain. En tant que gardiens universels, ils sont profondément engagés dans la préservation de l'équilibre énergétique dans tout le cosmos. Cet engagement inclut l'assistance aux civilisations en transition, en particulier celles qui traversent des périodes de crise ou d'évolution significative. Dans le cas de la Terre, leur objectif est d'aider l'humanité à s'éveiller à son véritable potentiel, en nous rappelant que nous sommes des êtres multidimensionnels capables de co-créer notre réalité.

Dans le contexte de la guérison, les Arcturiens agissent comme des catalyseurs de transformation. Leur énergie opère à des niveaux subtils, pénétrant les blocages énergétiques les plus profonds et favorisant un alignement vibratoire qui restaure le flux naturel de l'énergie vitale. Il ne s'agit pas d'une intervention directe, mais d'une coopération entre leurs fréquences élevées et l'intention consciente du receveur. De cette manière, ils nous donnent le pouvoir d'être des participants actifs dans notre processus de guérison.

Les Arcturiens nous enseignent également que la guérison n'est pas simplement l'élimination des maladies physiques, mais un processus de reconnexion avec notre essence divine. À travers des pratiques méditatives et des techniques de canalisation, ils nous guident pour accéder à des fréquences de haute vibration qui peuvent transmuter les émotions refoulées, les schémas de pensée limitants et les traumatismes énergétiques. Ces enseignements nous invitent à prendre la responsabilité de notre bien-être, en reconnaissant que la vraie guérison commence de l'intérieur.

La relation entre les Arcturiens et les êtres humains repose sur le respect mutuel et le libre arbitre. Contrairement à d'autres systèmes de croyances ou pratiques, la guérison arcturienne n'impose pas de dogmes ni n'exige de dévotion. Au lieu de cela, elle se présente comme un outil accessible à ceux qui souhaitent l'explorer, en faisant confiance à la capacité innée de chaque individu à discerner et à choisir son chemin.

L'héritage des Arcturiens se manifeste également dans leur capacité à travailler avec des fréquences spécifiques. Ces fréquences, qui sont souvent expérimentées comme des tonalités harmoniques, des couleurs vibrantes ou des géométries sacrées, agissent comme des portails vers des états de conscience élargis. Grâce à ces outils, les Arcturiens nous invitent à explorer des dimensions supérieures et à découvrir l'immensité de notre être multidimensionnel.

Dans le voyage vers la guérison, les Arcturiens ne sont pas seulement des guides, mais aussi des alliés. Leur énergie est subtile, mais profondément transformatrice, agissant comme un phare qui illumine le chemin vers notre plénitude. Ceux qui ont travaillé avec ces fréquences décrivent des expériences de profonde clarté, de paix intérieure et un sens renouvelé du but.

Cependant, il est important de se rappeler que le contact avec les Arcturiens n'est pas réservé à quelques-uns. Il ne nécessite pas de capacités psychiques extraordinaires ni de conditions spéciales. Tout ce qui est nécessaire est une ouverture authentique et une intention claire de se connecter à ces énergies supérieures. À travers des méditations, des visualisations et des pratiques d'alignement énergétique, toute personne peut accéder à cette source de guérison et de sagesse.

En fin de compte, les Arcturiens ne cherchent ni adoration ni reconnaissance. Leur but est simple, mais profond : nous aider à nous souvenir de notre vraie nature en tant qu'êtres de lumière, capables de manifester l'équilibre et l'harmonie dans tous les aspects de notre existence. En nous ouvrant à leurs conseils, nous ne guérissons pas seulement nos blessures, mais nous nous éveillons également au vaste potentiel qui réside en nous.

La présence arcturienne est un rappel que nous ne sommes pas seuls dans notre quête de guérison et d'évolution. Sur le vaste tapis de l'univers, nous faisons partie d'un tout interconnecté, et les Arcturiens sont là pour nous soutenir à chaque étape du chemin. Alors que nous continuons à explorer les enseignements et les pratiques qui composent ce système de guérison, leur énergie continuera d'agir comme un phare, nous guidant vers une vie de plus grand équilibre, de clarté et de but.

Chapitre 2
Énergie et anatomie vibrationnelle

Au cœur de tout ce qui existe réside l'énergie : une force omniprésente, infinie et en mouvement constant. Bien qu'invisible à l'œil physique, l'énergie constitue le fondement de l'univers et imprègne chaque recoin de notre existence. C'est la substance subtile qui relie les mondes visibles et invisibles, tissant une trame qui soutient et donne forme à la vie telle que nous la connaissons.

Les principes de l'énergie sont universels et intemporels. Des particules subatomiques vibrant en parfaite harmonie aux vastes galaxies tourbillonnant dans le cosmos, tout obéit aux lois de l'énergie. Cette essence primordiale n'a ni commencement ni fin ; elle fluctue et se transforme simplement, s'adaptant aux innombrables formes qui composent la réalité.

Dans la guérison arcturienne, comprendre les principes de l'énergie est crucial pour percer les mystères du bien-être intégral. L'énergie vitale, également connue sous le nom de prana, chi ou ki, est le flux qui anime tous les êtres vivants. C'est le souffle subtil qui nourrit les corps physique, émotionnel, mental et spirituel, les maintenant en équilibre. Lorsque ce flux est libre et harmonieux, nous faisons l'expérience de la santé et de la vitalité ; lorsqu'il est obstrué, des déséquilibres apparaissent et se manifestent par la maladie ou le mal-être.

Chaque être humain est un microcosme au sein du macrocosme universel. Dans ce système interconnecté, nos pensées, nos émotions et nos actions influencent le flux d'énergie en nous et autour de nous. Une pensée positive génère une vibration élevée qui s'étend à l'environnement, tandis que les émotions denses, comme la peur ou la colère, peuvent créer des blocages énergétiques qui interrompent la fluidité naturelle.

Un des concepts fondamentaux dans ce domaine est la fréquence vibratoire. Tout dans l'univers possède une vibration spécifique, des pierres les plus denses aux étoiles les plus lumineuses. Dans le cas des êtres humains, notre état vibratoire est déterminé par une combinaison de facteurs, incluant nos pensées, nos émotions et l'état général de notre corps énergétique.

Les fréquences les plus élevées, associées à des émotions comme l'amour, la gratitude et la compassion, favorisent l'expansion énergétique et la guérison. À l'inverse, les fréquences plus basses, liées à des émotions comme la peur, la haine ou la tristesse, tendent à contracter et à obstruer le flux énergétique. Cette connaissance est à la base de nombreuses pratiques de guérison, y compris la guérison arcturienne, qui vise à élever la fréquence vibratoire du receveur pour faciliter la transformation.

De plus, l'énergie n'est pas statique ; elle est en mouvement et en interaction constants. Chaque personne, objet et lieu possède sa propre empreinte énergétique, qui influence l'environnement et est influencée par lui. Cela signifie que nos interactions avec les autres et notre environnement immédiat peuvent avoir un impact significatif sur notre état énergétique.

Dans le contexte de la guérison, l'énergie agit comme un pont entre le praticien et le receveur. Par l'intention consciente, le praticien peut canaliser des fréquences élevées vers le receveur, l'aidant à libérer les blocages et à restaurer le flux naturel. Ce processus ne consiste pas à imposer une énergie extérieure, mais à faciliter le réalignement du receveur avec sa propre fréquence naturelle.

Un autre principe essentiel est celui de la polarité énergétique. Tout comme en électricité, où il existe des pôles positifs et négatifs, l'énergie opère également selon des polarités qui doivent être maintenues en équilibre. Le déséquilibre entre ces polarités peut se manifester par un chaos interne, tandis que leur harmonisation conduit à un état de bien-être.

Dans le corps humain, ce principe se reflète dans l'interaction de diverses énergies, telles que les énergies masculines et féminines, actives et passives, et celles qui se connectent aux éléments de la nature. La guérison arcturienne aide à rétablir cet équilibre, favorisant une intégration complète de toutes les parties de l'être.

L'interaction énergétique ne se limite pas aux individus ; elle se produit également entre nous et l'univers. Chaque pensée et émotion que nous émettons agit comme une onde qui voyage à travers le champ énergétique universel, interagissant avec d'autres ondes et créant des schémas de résonance. Ce phénomène, connu sous le nom de principe de correspondance vibratoire, nous enseigne que nous attirons à nous ce qui résonne avec notre vibration.

Cela a des implications profondes pour la guérison, car travailler consciemment avec notre énergie nous permet de modifier notre vibration et, par conséquent, nos expériences. Par exemple, en libérant des émotions piégées ou des schémas mentaux négatifs, non seulement nous transformons notre état interne, mais nous ouvrons également la porte à de nouvelles opportunités et à des connexions plus alignées avec notre objectif.

Les Arcturiens, en tant que maîtres de l'énergie, nous offrent des outils et des enseignements qui amplifient notre compréhension de ces principes. Un de leurs legs les plus puissants est l'utilisation de fréquences spécifiques pour harmoniser et accorder le champ énergétique humain. Ces fréquences, souvent perçues comme des sons, des couleurs ou des sensations subtiles, ont la capacité de pénétrer profondément l'être, favorisant la transformation à des niveaux qui transcendent le physique.

Par exemple, certaines fréquences peuvent dissoudre des blocages émotionnels accumulés pendant des années, tandis que d'autres peuvent élever la vibration du receveur, facilitant des états de conscience élargie. Au fur et à mesure que nous progressons dans notre compréhension de ces principes, nous apprenons à travailler avec ces fréquences de manière consciente, devenant co-créateurs de notre guérison et de notre bien-être.

En fin de compte, les principes de l'énergie nous invitent à redécouvrir notre vraie nature en tant qu'êtres vibrationnels. Ils nous enseignent que la guérison n'est pas un acte isolé, mais un processus dynamique et continu d'équilibre et d'expansion. En honorant ces principes et en les appliquant dans notre vie quotidienne, non seulement nous favorisons notre propre transformation, mais nous contribuons également à l'équilibre et à l'harmonie de l'univers dans son ensemble.

La guérison arcturienne, avec son accent sur les fréquences élevées et l'intention consciente, nous ouvre la porte à un monde de possibilités infinies, où chaque interaction énergétique devient une opportunité de grandir, de guérir et de transcender. Forts de ces connaissances, nous sommes mieux équipés pour pénétrer dans le monde vaste et fascinant de l'anatomie énergétique, que nous explorerons en profondeur dans les prochaines étapes de ce voyage.

Le corps humain, si complexe et fascinant dans sa biologie, abrite une dimension encore plus subtile et tout aussi complexe : le système énergétique. Cette trame invisible, composée de courants et de centres d'énergie, agit comme un pont entre notre forme physique et les dimensions supérieures de notre existence. L'anatomie énergétique ne se contente pas de soutenir la vie ; elle révèle également les secrets de notre bien-être holistique.

Chaque individu possède un système énergétique unique qui interagit constamment avec l'environnement et les forces cosmiques. Ce système est composé de plusieurs éléments interconnectés : les chakras, les méridiens et le champ aurique. Ensemble, ils forment un écosystème délicat qui influence profondément notre santé physique, émotionnelle, mentale et spirituelle. Comprendre ce réseau subtil est fondamental pour toute pratique de guérison, en particulier dans le système arcturien, qui utilise ces structures comme points d'accès pour transformer et harmoniser.

Les chakras, mot sanscrit signifiant "roue" ou "vortex", sont les centres énergétiques primaires du corps humain. Ces points tourbillonnants agissent comme des portes d'entrée et de sortie d'énergie, reliant notre corps physique à nos dimensions subtiles. Bien qu'il existe de nombreux chakras mineurs, le système arcturien se concentre principalement sur les sept principaux, qui sont alignés le long de la colonne vertébrale, de la base jusqu'à la couronne.

Chakra racine (Muladhara) : Situé à la base de la colonne vertébrale, ce chakra est associé à la sécurité, à la stabilité et à [1] notre connexion à la Terre. C'est le fondement de notre système énergétique, fournissant ancrage et soutien.

Chakra sacré (Svadhisthana) : Situé juste en dessous du nombril, ce centre régit les émotions, la créativité et les relations interpersonnelles. C'est une source d'énergie vitale et de fluidité émotionnelle.

Chakra du plexus solaire (Manipura) : Situé dans la région de l'estomac, il représente le pouvoir personnel, la confiance et la volonté. C'est ici que réside notre capacité d'action et de détermination.

Chakra du cœur (Anahata) : Au centre de la poitrine, ce chakra est le pont entre les aspects physique et spirituel. C'est l'épicentre de l'amour, de la compassion et de la connexion aux autres.

Chakra de la gorge (Vishuddha) : Situé à la base de la gorge, il régit la communication et l'expression authentique. C'est ici que nous canalisons notre vérité intérieure vers le monde extérieur.

Chakra du troisième œil (Ajna) : Entre les sourcils, ce centre est le portail de l'intuition et de la perception spirituelle. Il facilite la vision au-delà du physique et la compréhension des vérités supérieures.

Chakra couronne (Sahasrara) : Au sommet de la tête, il se connecte aux dimensions supérieures et à la conscience universelle. C'est la porte d'entrée vers l'illumination et la transcendance.

Lorsque les chakras sont équilibrés, le flux d'énergie est harmonieux et soutenu, favorisant la santé et la clarté. Cependant, les blocages ou déséquilibres dans un ou plusieurs chakras peuvent se manifester par des maladies physiques, des conflits émotionnels ou une stagnation spirituelle.

Les méridiens, quant à eux, sont des canaux à travers lesquels l'énergie vitale circule dans tout le corps. Ces voies énergétiques, largement reconnues dans la médecine traditionnelle chinoise, s'entrecroisent et alimentent les organes et les tissus, maintenant la vitalité. Tout comme les artères transportent le sang, les méridiens distribuent l'énergie à chaque cellule, assurant le bon fonctionnement du corps en équilibre.

Dans le système arcturien, les méridiens sont considérés comme un réseau essentiel pour relier les énergies externes aux énergies internes. Grâce à des pratiques spécifiques, comme la stimulation par les fréquences arcturiennes ou la visualisation guidée, ces canaux peuvent être nettoyés et revitalisés, libérant les blocages et optimisant le flux énergétique.

Le champ aurique, ou aura, est l'émanation énergétique qui entoure le corps physique. Ce champ vibratoire agit comme une extension de notre essence, reflétant notre état interne et nous protégeant des influences extérieures. La couche la plus dense de l'aura est étroitement liée au corps physique, tandis que les couches plus subtiles s'étendent vers des dimensions supérieures, représentant nos aspects émotionnels, mentaux et spirituels.

L'aura n'est pas seulement un indicateur de notre bien-être ; c'est aussi un récepteur et un émetteur d'énergies. Elle interagit constamment avec l'environnement, absorbant les influences extérieures et envoyant des signaux qui reflètent notre fréquence vibratoire. Une aura forte et équilibrée est essentielle pour nous protéger des énergies indésirables et maintenir notre connexion avec l'univers.

Dans la guérison arcturienne, une attention particulière est accordée au nettoyage et au renforcement du champ aurique. Les pratiques de guérison visent à réparer tout dommage dans ce champ, à éliminer les énergies denses accumulées et à étendre la luminosité de notre aura. Ces techniques garantissent que le receveur est pleinement aligné sur les fréquences les plus élevées, favorisant la guérison et la transformation.

    Le système énergétique humain a également une relation intime avec le cosmos. Les énergies cosmiques, provenant de sources telles que les planètes, les étoiles et les dimensions supérieures, influencent notre champ énergétique et, en fin de compte, notre vie. Les Arcturiens, en tant qu'êtres de haute vibration, comprennent cette connexion et utilisent les fréquences cosmiques pour travailler avec notre anatomie énergétique. Grâce à ces fréquences, ils équilibrent les chakras, débloquent les méridiens et renforcent l'aura, restaurant l'équilibre intégral.

    L'anatomie énergétique est le reflet direct de notre santé et de notre bien-être. Chaque blocage, chaque déséquilibre et chaque distorsion dans ce système trouve son origine dans nos expériences, nos pensées et nos émotions. En abordant ces racines par des pratiques de guérison, non seulement nous rétablissons le flux énergétique, mais nous créons également les conditions d'un bien-être durable.

    Ce chapitre sur l'anatomie énergétique nous a permis de comprendre les bases de notre système subtil. Nous sommes maintenant prêts à nous plonger dans des pratiques plus profondes et spécifiques qui nous permettront d'interagir avec ces structures et de promouvoir notre transformation holistique. Grâce à la connaissance et à la pratique, nous apprendrons à guérir depuis le cœur de notre être, libérant le potentiel illimité qui réside en nous.

Chapitre 3
Préparation et guérison intégrale

Avant d'accéder aux fréquences élevées de guérison et de transformation offertes par les Arcturiens, il est essentiel de préparer le terrain intérieur : notre être spirituel et mental. Ce processus nous permet non seulement de recevoir et de canaliser les énergies plus efficacement, mais aussi de renforcer notre connexion aux niveaux supérieurs de conscience. La préparation spirituelle n'est pas une exigence extérieure imposée, mais une invitation à nous aligner sur la pureté et la clarté nécessaires pour travailler avec ces forces subtiles et puissantes.

Au cœur de cette préparation se trouve l'intention consciente. Grâce à elle, nous dirigeons notre esprit et notre esprit vers un but clair : nous ouvrir à la guérison et aux énergies arcturiennes. Cette intention agit comme une clé vibrationnelle qui accorde notre fréquence aux dimensions supérieures, permettant aux énergies de circuler librement et sans obstacle.

Un des piliers fondamentaux de ce processus est la pratique de la méditation. La méditation n'est pas simplement un acte de relaxation, mais une méthode profonde pour calmer le mental, apaiser les distractions extérieures et centrer l'attention sur notre noyau intérieur. C'est dans cet état de calme et de réceptivité que s'établit le pont entre le physique et le spirituel, un canal ouvert par lequel les fréquences arcturiennes peuvent se manifester.

Pour commencer, il est essentiel de créer un espace sacré, un environnement qui invite à l'introspection et au calme. Cet espace peut être un coin tranquille de la maison, décoré d'éléments symboliques comme des cristaux, des bougies ou des images qui résonnent avec l'énergie de paix et de connexion. Plus important encore, l'environnement doit refléter une intention claire de respect et de concentration spirituelle.

Une fois l'environnement établi, le pratiquant peut adopter une posture confortable, de préférence assis avec la colonne vertébrale droite, pour faciliter la circulation de l'énergie. Fermer les yeux aide à se déconnecter du monde extérieur et à diriger l'attention vers l'intérieur. C'est là que commence le processus d'alignement, permettant à la respiration de devenir un guide subtil vers un état de relaxation profonde.

La respiration consciente est un élément clé de la préparation spirituelle. Inspirer profondément en visualisant l'entrée d'une lumière pure et expirer en libérant toute tension ou préoccupation permet au corps et à l'esprit d'entrer dans un état d'équilibre. Ce rythme respiratoire, combiné à la visualisation de la lumière, agit comme un aimant énergétique, attirant les fréquences élevées nécessaires à la pratique de la guérison.

Avant de s'élever vers les dimensions supérieures, il est essentiel d'établir une connexion solide avec la

Terre. Ce processus, connu sous le nom de "grounding" ou connexion à la terre, garantit que notre corps physique reste équilibré pendant que nous explorons les énergies plus éthérées. Sans cette connexion, nous pourrions nous sentir désorientés, dispersés, voire submergés par l'intensité des fréquences supérieures.

Un exercice simple pour atteindre cette connexion consiste à visualiser des racines qui émergent de la plante des pieds, pénétrant profondément dans le sol. Ces racines symbolisent notre union avec l'énergie terrestre, nous permettant de puiser stabilité et force du noyau de la planète. Pendant cet exercice, on peut répéter mentalement une affirmation telle que : "Je suis ancré et équilibré, connecté à l'énergie de la Terre".

Une autre étape cruciale de la préparation spirituelle est le nettoyage énergétique. Ce processus implique de libérer les énergies denses ou stagnantes qui peuvent s'accumuler dans notre champ aurique et notre système énergétique. Ces énergies peuvent provenir de nos interactions quotidiennes, d'émotions négatives non traitées ou d'influences extérieures.

La purification peut être effectuée par diverses pratiques, comme l'utilisation de cristaux, les bains aux sels minéraux ou la combustion d'herbes comme l'encens ou la sauge. De plus, la visualisation est un outil puissant : imaginer une cascade de lumière blanche traversant notre corps, nettoyant et renouvelant chaque cellule et chaque fibre de notre être, est une technique simple mais profondément efficace.

Dans la guérison arcturienne, l'intention n'est pas seulement une pensée ou un désir, mais une vibration active qui façonne l'énergie et la dirige vers un but. Avant toute pratique, il est essentiel de déclarer clairement son intention, que ce soit en silence ou à voix haute. Par exemple, une affirmation courante pourrait être : "Je m'ouvre à recevoir les énergies de guérison arcturiennes avec amour et gratitude, pour mon plus grand bien et le bien de tous les êtres".

Avec l'intention, la dévotion à la pratique est ce qui crée un canal énergétique stable et réceptif. Il ne s'agit pas de dévotion dans un sens religieux, mais d'un engagement sincère et constant envers le développement personnel et la connexion aux énergies supérieures.

L'état mental joue un rôle crucial dans la préparation spirituelle. Cultiver un esprit calme, réceptif et libre de tout jugement crée l'espace idéal pour que les fréquences arcturiennes s'intègrent pleinement. Bien que le mental humain ait tendance à vagabonder et à générer des pensées intrusives, la pratique régulière de la méditation et de la respiration consciente peut nous aider à rediriger notre attention vers le moment présent.

Les Arcturiens nous enseignent que la confiance est une qualité essentielle durant ce processus. Avoir confiance en nos capacités, en la guidance de ces êtres et dans le flux naturel de l'énergie nous permet de lâcher prise sur les résistances et de nous ouvrir pleinement à l'expérience de la guérison.

Pour ceux qui commencent à explorer les énergies arcturiennes, il peut être utile de travailler avec des fréquences spécifiques avant d'aborder des pratiques avancées. Ces fréquences, souvent perçues comme des tonalités ou des vibrations subtiles, aident à accorder le système énergétique aux dimensions supérieures.

Une pratique initiale consiste à écouter de la musique à haute vibration ou des sons binauraux conçus pour activer la connexion spirituelle. Pendant cette expérience, le pratiquant peut visualiser un rayon de lumière bleue ou violette descendant du cosmos vers sa couronne, remplissant chaque cellule d'énergie régénératrice.

La préparation spirituelle n'est pas un événement unique, mais une pratique continue qui renforce notre système énergétique et nous aligne sur notre objectif supérieur. En adoptant ces pratiques régulièrement, nous créons un terrain fertile pour que les énergies arcturiennes puissent se manifester dans toute leur ampleur.

Avec le temps, ce processus nous permet non seulement de canaliser et de recevoir ces énergies, mais aussi de transformer profondément notre relation avec nous-mêmes, avec l'univers et avec le but de la guérison. C'est à partir de cet état d'alignement que nous sommes prêts à explorer les aspects plus vastes et profonds du système holistique de guérison arcturienne.

Dans l'immensité de l'univers, où chaque atome est intrinsèquement lié au suivant, se déploie une vérité profonde : l'existence est une danse interdépendante entre le physique, l'émotionnel, le mental et le spirituel. Le système holistique de guérison arcturienne reflète cette vérité, offrant une perspective qui transcende les limites de la pensée linéaire. Au lieu de voir l'être humain comme un ensemble de parties séparées, cette approche le considère comme un tout intégré, où chaque aspect influence et est influencé par les autres.

Le système holistique n'est pas une idée nouvelle, mais une réinterprétation vibrationnelle élevée que les Arcturiens ont développée pour s'aligner sur les besoins évolutifs de l'humanité. En son cœur, ce système reconnaît que la véritable guérison n'est pas simplement l'absence de maladie, mais l'équilibre dynamique qui soutient le bien-être à tous les niveaux de l'être.

Du point de vue arcturien, l'univers est un champ unifié d'énergie, où chaque élément fait partie d'une trame vibrationnelle. L'être humain ne fait pas exception : nos corps, nos émotions, nos pensées et notre esprit sont des expressions d'une même source énergétique. Cette vision implique que tout déséquilibre dans un domaine affecte inévitablement les autres.

Par exemple, un traumatisme émotionnel non résolu peut se manifester sous forme de maladie physique, tandis que les schémas mentaux négatifs peuvent bloquer la connexion spirituelle. De même, le bien-être spirituel peut élever l'énergie du corps physique et favoriser des émotions plus équilibrées. Le système holistique se fonde sur cette interconnexion, en abordant l'individu dans sa globalité, plutôt que de se concentrer sur des symptômes isolés.

Les piliers du système holistique arcturien

L'approche holistique arcturienne repose sur quatre piliers principaux, chacun représentant un aspect essentiel de l'être humain :

Corps physique : C'est le véhicule tangible qui nous permet d'interagir avec le monde matériel. Les

Arcturiens enseignent que le corps physique doit être nourri et respecté comme un temple sacré. Les pratiques de guérison comprennent non seulement l'harmonisation énergétique, mais aussi le soin conscient du corps par la nutrition, le repos et l'activité physique équilibrée.

Émotions : Les émotions sont de l'énergie en mouvement, et leur libre circulation est vitale pour le bien-être. Les énergies arcturiennes sont employées pour libérer les blocages émotionnels, transmuter les schémas de peur et de douleur, et cultiver des états d'amour, de gratitude et de compassion.

Mental : Le mental est un outil puissant, capable de créer des réalités à la fois positives et limitantes. Le système holistique arcturien enseigne des pratiques pour reprogrammer les pensées négatives et élever la fréquence mentale, ce qui facilite une perception plus claire et expansive.

Esprit : C'est le noyau de l'être, l'étincelle divine qui relie l'individu à la source universelle. La guérison arcturienne renforce cette connexion, en aidant les personnes à se souvenir de leur essence divine et de leur but supérieur.

Le système holistique arcturien n'aborde pas ces niveaux de manière isolée. Au lieu de cela, il cherche à les intégrer dans un flux harmonieux. Par exemple, une pratique peut commencer par la relaxation du corps physique grâce à la respiration consciente, se poursuivre par la libération des émotions piégées au moyen de visualisations et culminer par une connexion profonde à l'énergie spirituelle. Cette approche multidimensionnelle garantit que la guérison est complète et durable.

Les Arcturiens ont développé un ensemble unique d'outils et de techniques qui amplifient l'efficacité du système holistique. Ces outils ne sont pas externes, mais vibrationnels, conçus pour interagir directement avec les champs énergétiques humains.

Fréquences élevées : Les fréquences arcturiennes sont des énergies subtiles qui vibrent en résonance avec les dimensions supérieures. Grâce à ces fréquences, il est possible de nettoyer, d'équilibrer et de renforcer le champ énergétique, permettant à l'énergie vitale de circuler sans entrave.

Géométrie sacrée : Les motifs géométriques ont la capacité d'influencer l'énergie de manières spécifiques. Les Arcturiens utilisent des formes telles que l'étoile tétraédrique, la spirale dorée et le cube de Metatron pour restaurer l'harmonie et amplifier la connexion spirituelle.

Intention consciente : L'intention est une force créatrice qui dirige l'énergie vers un but précis. Dans le système holistique arcturien, l'intention est utilisée pour programmer les fréquences et les géométries sacrées, potentialisant leur impact.

Visualisation guidée : Cette technique aide le mental à se concentrer et à créer un environnement interne propice à la guérison. Les visualisations peuvent inclure la perception d'une lumière purificatrice, l'expansion de l'aura ou la connexion avec des guides spirituels.

Le système holistique arcturien enseigne que la guérison n'est pas quelque chose qui s'impose de l'extérieur, mais un processus de co-création entre le praticien et le receveur. Les Arcturiens, dans leur rôle de guides, facilitent l'accès aux énergies supérieures, mais le receveur est l'agent actif qui intègre et utilise ces énergies pour sa transformation.

Cette approche encourage la responsabilité personnelle, en encourageant chaque individu à jouer un rôle actif dans son bien-être. En reconnaissant et en travaillant avec les déséquilibres internes, le receveur non seulement fait l'expérience de la guérison, mais développe également une plus grande conscience de soi et de sa capacité à maintenir l'équilibre.

Le système holistique arcturien a de vastes applications, allant de l'autoguérison au travail avec les autres. Voici quelques-unes des pratiques :

Harmonisation des chakras : Utilisation de fréquences et de visualisations pour équilibrer les centres énergétiques.

Libération émotionnelle : Travailler avec des fréquences spécifiques pour dissoudre les blocages émotionnels et favoriser la clarté intérieure.

Méditation guidée : Conçue pour aligner le corps, le mental et l'esprit avec les énergies supérieures.

Guérison à distance : Application des techniques arcturiennes pour aider les autres, indépendamment de leur localisation physique.

L'impact profond du système holistique

À mesure que le système holistique arcturien s'intègre dans la vie quotidienne, il transforme non seulement l'individu, mais a également un impact positif sur son environnement. La guérison personnelle crée des ondes qui s'étendent aux autres, contribuant à l'équilibre collectif et planétaire.

Les Arcturiens nous rappellent que ce système n'est pas une fin en soi, mais un chemin vers la reconnexion avec notre essence divine. En appliquant ses principes, non seulement nous guérissons nos blessures, mais nous nous éveillons également à notre capacité innée de vivre en équilibre et en plénitude.

C'est le pouvoir du système holistique : un outil de transformation personnelle qui résonne avec les vibrations les plus élevées de l'univers, nous guidant vers une existence harmonieuse et épanouissante à tous les niveaux de l'être.

Chapter 4
Frequencies and Creative Power

At the heart of Arcturian healing lies a fundamental principle: everything in the universe vibrates. From the smallest particle to the vastest galaxies, every aspect of existence is in constant motion, emitting and resonating with specific frequencies. These vibrations not only determine the nature of matter but also influence our physical, emotional, mental, and spiritual experience.

Arcturian frequencies are unique vibrations originating from higher dimensions, designed to interact with human energy systems and facilitate healing, balance, and transformation. These frequencies, channeled by the Arcturians, act as a bridge between the earthly and the cosmic, helping us access higher states of consciousness and release deep blockages that limit our evolution.

Unlike frequencies that we perceive with our physical senses, such as sound or visible light, Arcturian frequencies operate at more subtle vibrational levels. These energies are not restricted by the limitations of time and space, allowing them to interact directly with our energy anatomy, even at great distances.

Each Arcturian frequency carries a specific intention and is designed to address particular aspects of being. Some are focused on cleansing and releasing energy blockages, while others promote vibrational elevation, spiritual connection, or deep healing of emotional and physical trauma.

The Arcturians teach that these frequencies are a universal language that transcends words and concepts. This vibrational language communicates directly with our cells, tissues, and energy systems, carrying information that activates healing and transformation processes.

When we work with these frequencies, we are inviting our being to realign with its natural state of balance. As our internal vibrations adjust to the Arcturian frequencies, a resonance phenomenon occurs, dissolving discordant energies and restoring harmony.

Although these frequencies are not always audible or visible, many people experience them in subtle but significant ways. Some describe physical sensations, such as gentle warmth, tingling, or slight pressure in specific areas of the body. Others perceive colors, geometric patterns, or ethereal sounds during connection practices.

These experiences result from the interaction between Arcturian frequencies and our energy fields. However, it is not necessary to "feel" anything to benefit from these energies. Their impact is profound and manifests on multiple levels, even if we are not aware of it at the time.

Arcturian healing practitioners act as channels for these frequencies, allowing them to flow through them to the recipients. This process does not require effort, but rather a conscious openness and a clear intention to serve as an energy bridge.

Preparation for channeling these frequencies involves practices such as meditation, energy purification, and establishing an intention aligned with the well-being of the recipient. Once in this receptive state, the practitioner simply becomes a vehicle for the Arcturian frequencies to do their work.

Arcturian frequencies can be employed in a wide variety of contexts and for various purposes. Some of their most common applications include:

Energy Cleansing: These frequencies are particularly effective in dissolving dense energies and releasing blockages that obstruct the natural flow of vital energy.

Chakra Balancing: Specific frequencies can tune each chakra, restoring its ideal vibration and facilitating the harmonious flow of energy throughout the body.

Emotional Healing: Many of these vibrations are designed to deal with trapped emotions, such as fear, sadness, or anger, helping to release and transmute them into higher states of love and peace.

Spiritual Connection: By raising the recipient's overall vibration, these frequencies facilitate the opening of higher channels of consciousness, strengthening the connection with the higher self and spiritual dimensions.

Physical Healing: Although they work primarily on energetic levels, these frequencies can have a profound impact on the physical body, accelerating recovery and promoting cellular regeneration.

The use of these frequencies is not limited to advanced practitioners; anyone can learn to connect with them and benefit from their transformative power. Here are some simple but effective techniques:

Meditation with Frequencies: During meditation, the practitioner can visualize a beam of vibrant light descending from the cosmos, carrying the Arcturian frequencies into their body and filling it with renewing energy.

Listening to Vibrational Tones or Music: Many practitioners use recordings that replicate Arcturian frequencies to create a resonant environment. These recordings act as a portal to higher dimensions, facilitating connection.

Laying on of Hands: In this practice, the practitioner places their hands on the recipient's body, allowing the frequencies to flow through them into the recipient's energy field.

Use of Sacred Geometry: Geometric shapes associated with Arcturian frequencies can be visualized or physically represented to amplify healing.

Working with Arcturian frequencies not only transforms the individual but also has a ripple effect on their surroundings. When a person raises their vibration, they contribute to the collective balance, radiating harmonious energy to those around them.

This impact is not limited to the human level; Arcturian frequencies can also be used to heal spaces, harmonize relationships, and contribute to planetary well-being. The Arcturians consider this expansive application an essential aspect of their mission, helping humanity not only to heal but to evolve into a state of conscious unity.

Arcturian frequencies are more than just vibrations; they are the direct manifestation of a cosmic intelligence that seeks to balance and elevate all beings. As we learn to work with these energies, we not only transform our lives but also align ourselves with the highest purpose of our existence: to be conscious co-creators of a more harmonious world.

From this point, the journey towards mastery in Arcturian healing continues, deepening the understanding and application of these frequencies to unlock the vast potential that resides within each being.

In the subtle interweaving of the universe, where every thought, emotion, and action has an echo, intention rises as a primal force. Beyond the visible, beyond words, intention is the beacon that guides energy to its purpose. In the context of Arcturian healing, this principle acquires central relevance, as it is intention that directs, focuses, and amplifies the high frequencies, transforming them into tools of profound healing and transformation.

Intention is more than just a wish or a thought. It is an active vibration, a conscious impulse that acts as a catalyst in the healing process. The moment a clear intention is established, the universe begins to reconfigure itself to align with this directive. It is as if every cell, every atom, responds to this vibrational signal, facilitating the flow of energy towards the desired goal.

In Arcturian practice, intention becomes the key that opens the door to higher dimensions. The Arcturians, when working with their high frequencies, respond directly to the clarity and purity of the intentions of those who seek to connect with them. Without a defined intention, energy can be dispersed, diluting its impact. But with a focused intention, the frequencies find a clear channel to manifest, creating a vibrational bridge between the practitioner and the higher dimensions.

Consciously directing energy begins with a deep understanding of what one wishes to achieve. Before starting any healing practice, it is essential to take a moment to reflect and connect with the purpose behind the action. It is not simply a matter of formulating a sentence, but of feeling it, imbuing it with emotion and conviction. For example, an intention such as "releasing energy blockages to promote harmony in my life" should resonate deeply within the practitioner, creating an emotional connection that enhances its vibration.

Intention not only defines the purpose but also acts as a guide for energy. Instead of flowing randomly, energy aligns with the vibration of intention, moving to where it is most needed. This principle is especially important in Arcturian healing, where high frequencies can address multiple levels of being. A clear intention ensures that energy is used efficiently, maximizing its impact on the recipient.

Focus and full presence are essential to strengthen intention. In a world full of distractions, it is easy to allow the mind to wander, weakening the clarity of intention. During practice, the practitioner must be fully present, preventing intrusive thoughts from interfering with the flow of energy. This presence does not require perfection, but rather a conscious commitment to return to the present moment whenever the mind deviates.

Intention not only influences the direction of energy, but also its quality. An intention based on high emotions, such as love, compassion, and gratitude, generates a higher vibration, which in turn amplifies the impact of Arcturian frequencies. On the other hand, an intention motivated by fear, anger, or selfishness can create an energetic distortion, limiting its effectiveness. Therefore, the Arcturians emphasize the importance of purifying the heart and mind before setting any intention.

Intention is not just a tool for directing energy to the recipient, but also a means to create a transformative space. By setting an intention, the practitioner declares their willingness to open to healing, trust the process, and allow the Arcturian frequencies to do their work. This act of openness and surrender is fundamental as it removes internal barriers that could block the flow of energy.

The importance of intention also extends beyond the context of healing. In everyday life, every thought and action is imbued with an intention, conscious or unconscious. By becoming more aware of these intentions, the individual can begin to shape their reality in a way that is more aligned with their values and purposes. The Arcturians teach that intention is not an isolated event, but a continuous flow that permeates every aspect of existence.

The impact of intention is magnified when combined with other tools of the Arcturian holistic system, such as visualizations, frequencies, and sacred geometry. For example, when working with a geometric pattern, intention can program the vibration of that symbol, directing it towards a specific purpose. Similarly, when visualizing a ray of light flowing to an area of the body, intention focuses and amplifies the energy, accelerating the healing process.

While intention is a powerful tool, it requires practice and refinement. It is not always easy to maintain a clear intention, especially when the mind is full of distractions or conflicting emotions. However, with patience and dedication, the practitioner can develop the ability to establish increasingly precise and effective intentions.

The Arcturians, as guides, are always willing to support this process. By working with them, one can ask for guidance to clarify intentions and ensure that they are aligned with the greater good. This collaboration not only strengthens the connection with Arcturian frequencies but also promotes a sense of trust and empowerment in the practitioner.

In the end, intention is more than just a technique; it is an expression of the very essence of being. It is the spark that initiates the healing process, the force that transforms energy, and the thread that connects the individual to the universe. By mastering intention, the practitioner not only becomes a channel for Arcturian frequencies, but also a conscious co-creator of their own reality, capable of manifesting harmony, balance, and healing on all levels of their existence.

Chapitre 5
Connexion et Outils Sacrés

L'univers est tissé par un vaste réseau d'énergies, et au sein de ce flux infini, les êtres humains possèdent la capacité innée d'établir des connexions profondes avec des fréquences supérieures. Les énergies arcturiennes, avec leur vibration élevée et transformatrice, sont toujours présentes, attendant que le chercheur conscient étende son intention et s'aligne avec elles. Les techniques de connexion sont des ponts qui nous permettent de nous ouvrir à ces énergies, de les canaliser et de profiter de leur pouvoir guérisseur.

La connexion aux fréquences arcturiennes ne requiert pas de compétences extraordinaires ni de dons mystiques inaccessibles. C'est un acte d'alignement et d'ouverture qui combine l'intention, la concentration et des pratiques spécifiques. Grâce à ces techniques, toute personne peut expérimenter le flux de ces énergies, que ce soit pour sa guérison personnelle ou pour faciliter la guérison chez les autres.

Le premier pas vers cette connexion est d'établir un espace de réceptivité. Cet espace ne se réfère pas seulement à l'environnement physique, mais aussi à l'état interne du praticien. Créer un environnement calme et exempt de distractions aide l'esprit et le corps à entrer dans un état de relaxation, propice à la connexion énergétique. Un lieu dédié exclusivement à ces pratiques, décoré d'éléments symboliques comme des cristaux, des bougies ou de la géométrie sacrée, peut amplifier l'intention et favoriser un sentiment de sacralité.

La respiration consciente est un outil essentiel dans ces pratiques. Grâce à la respiration, non seulement nous apaisons l'esprit, mais nous activons également le flux d'énergie dans notre corps. Une technique efficace consiste à inspirer profondément, en imaginant absorber une lumière pure depuis le cosmos, et à expirer en visualisant la libération de toute tension ou blocage. Ce rythme constant de respiration crée un pont vibratoire qui relie le corps physique aux dimensions supérieures.

Une des techniques fondamentales pour se connecter aux énergies arcturiennes est la visualisation guidée. Dans ce processus, le praticien utilise son esprit pour imaginer un flux d'énergie qui l'enveloppe et le pénètre. Un exercice courant consiste à visualiser un rayon de lumière bleue ou violette descendant des étoiles vers le sommet de la tête, entrant dans le corps et le remplissant d'une sensation de paix et de renouveau. Cette lumière n'est pas simplement imaginée; c'est une représentation vibrationnelle des fréquences arcturiennes, qui répondent directement à l'intention du praticien.

La méditation est une autre pratique essentielle pour établir et approfondir cette connexion. Pendant la méditation, le praticien cherche à faire taire les pensées superficielles et à s'ouvrir à l'énergie universelle. Une méthode efficace est de s'asseoir dans une posture confortable, le dos droit, et de se concentrer sur le flux de la respiration. Au fur et à mesure que l'esprit se calme, on peut se concentrer sur un mantra ou une affirmation, comme "Je suis ouvert aux fréquences de guérison arcturiennes", en le répétant à chaque respiration. La répétition du mantra, combinée à l'intention claire, crée un champ vibratoire qui résonne avec les fréquences arcturiennes, facilitant leur accès. Cette approche favorise non seulement la connexion, mais renforce également la confiance du praticien en sa capacité à canaliser ces énergies.

Une autre technique puissante est l'utilisation du son comme outil de connexion. Les Arcturiens, en travaillant avec des fréquences spécifiques, reconnaissent le pouvoir du son pour modifier les états de conscience et ouvrir des portails vers des dimensions supérieures. Écouter des sons binauraux, de la musique vibrationnelle ou des sons créés avec des instruments comme des bols tibétains ou des diapasons peut amplifier la capacité du praticien à se syntoniser avec les énergies arcturiennes.

Le corps joue également un rôle crucial dans ces pratiques. Des mouvements doux et conscients, comme ceux que l'on trouve dans des disciplines comme le yoga ou le tai chi chuan, peuvent aider à ouvrir les canaux énergétiques et à préparer le système à recevoir des fréquences élevées. Ces mouvements, combinés à la respiration et à la visualisation, favorisent un état d'alignement total.

Au fur et à mesure que le praticien se familiarise avec ces techniques, il peut commencer à expérimenter des sensations subtiles qui indiquent une connexion réussie. Ces sensations peuvent inclure une chaleur douce dans certaines zones du corps, une vibration interne ou une sensation d'expansion et de légèreté. Bien que ces expériences varient d'une personne à l'autre, elles reflètent toutes l'interaction entre le système énergétique humain et les fréquences arcturiennes.

Pour ceux qui cherchent à approfondir encore la connexion, travailler avec des cristaux spécifiques peut être d'une grande aide. Des cristaux comme le quartz, l'améthyste ou la sélénite ont des propriétés vibrationnelles qui résonnent avec les énergies arcturiennes. Placer ces cristaux près du corps, les tenir dans les mains pendant une méditation ou les utiliser dans des motifs de géométrie sacrée amplifie le champ énergétique et facilite la syntonisation avec ces fréquences.

Le temps et la patience sont des éléments essentiels dans le développement de ces pratiques. La connexion aux fréquences arcturiennes ne se produit pas toujours de manière immédiate ou spectaculaire. Souvent, c'est un processus graduel qui requiert de la constance et du dévouement. Chaque séance de pratique renforce la capacité du praticien à s'ouvrir et à recevoir ces énergies, menant à des expériences de plus en plus profondes.

Les Arcturiens, dans leur sagesse et leur compassion, soulignent que la connexion n'est pas un privilège réservé à quelques-uns. Elle est disponible pour tous ceux qui sont disposés à explorer leur potentiel énergétique et à s'ouvrir à la transformation. Grâce à la pratique régulière et à l'intention consciente, toute personne peut devenir un canal pour ces fréquences, expérimentant non seulement leur pouvoir guérisseur, mais aussi une connexion profonde avec les dimensions supérieures de l'univers.

La connexion aux énergies arcturiennes est un voyage vers l'intégration et l'expansion. En apprenant ces techniques et en les appliquant dans la vie quotidienne, le praticien développe non seulement sa capacité à canaliser les énergies, mais transforme également sa relation avec l'univers et avec lui-même. L'ouverture à ces fréquences est le début d'un chemin de découverte et de guérison qui continue de révéler de nouvelles possibilités à chaque pas.

L'accès aux fréquences arcturiennes et le déploiement de leur pouvoir transformateur sont potentialisés par un ensemble d'outils et de ressources qui agissent comme catalyseurs et amplificateurs des pratiques de guérison. Ces outils, bien que d'apparence simple, sont imprégnés d'une profonde signification énergétique, capables de résonner avec les dimensions supérieures et de créer un pont entre le tangible et le subtil. Chacun d'eux est conçu pour faciliter la connexion, la canalisation et l'intégration des énergies arcturiennes, permettant au praticien d'approfondir son expérience et d'optimiser son travail de guérison.

Géométrie Sacrée: La géométrie sacrée est l'un des outils les plus fondamentaux du système arcturien. Ces formes, comme le cube de Metatron, la fleur de vie et le merkaba, ne sont pas de simples figures, mais des représentations vibrationnelles des schémas universels qui soutiennent la création. En travaillant avec ces géométries, que ce soit par la méditation, la visualisation ou des représentations physiques, le praticien peut aligner son énergie avec les principes harmoniques du cosmos. Ces formes agissent comme des portails vers des dimensions supérieures, canalisant des fréquences qui nettoient, équilibrent et renforcent le champ énergétique humain.

Cristaux: Les cristaux sont une autre ressource puissante dans la guérison arcturienne. Chaque cristal possède une fréquence unique qui interagit avec le système énergétique de l'utilisateur, amplifiant et modulant les énergies qui le traversent. Des cristaux comme le quartz transparent, qui agit comme un amplificateur universel, ou l'améthyste, connue pour ses propriétés de purification et de connexion spirituelle, sont particulièrement utiles dans ces pratiques. En plaçant des cristaux sur les chakras, en les tenant dans les mains pendant la méditation ou en les utilisant dans des motifs géométriques, le praticien peut intensifier sa connexion aux fréquences arcturiennes et potentialiser leur effet guérisseur.

Son et Vibration: Le son et la vibration sont des outils essentiels pour accéder et travailler avec les fréquences arcturiennes. Les tonalités spécifiques, les fréquences binauraux et les instruments comme les bols tibétains et les gongs génèrent des ondes sonores qui résonnent avec le système énergétique, aidant à libérer les blocages et à élever la vibration. Les Arcturiens, connus pour leur affinité avec le son, transmettent souvent des fréquences à travers des tonalités éthérées que les praticiens peuvent percevoir dans des états méditatifs. Écouter de la musique à haute vibration ou chanter des mantras spécifiques peut également faciliter l'alignement avec ces énergies.

Lumière et Couleur: La lumière et la couleur sont d'autres outils fondamentaux au sein de ce système. Chaque couleur possède une fréquence unique qui interagit avec le champ énergétique humain de manière spécifique. Par exemple, le bleu, associé à la tranquillité et à la communication, peut être utilisé pour équilibrer le chakra de la gorge, tandis que le violet, lié à la transmutation et à la spiritualité, est idéal pour travailler avec le chakra coronal. Visualiser des lumières de couleurs spécifiques qui s'écoulent vers des zones du corps, ou utiliser des lampes et des filtres de couleur pendant les pratiques, peut amplifier la connexion aux énergies arcturiennes.

Intention Consciente: L'utilisation consciente de l'intention est également un outil puissant. L'intention ne nécessite aucun objet externe, mais son impact est profond et transformateur. En établissant une intention claire avant chaque pratique, le praticien dirige l'énergie vers un but précis, optimisant son flux et son efficacité. Cette intention peut être renforcée en utilisant des affirmations, telles que : "Je suis ouvert à recevoir et à canaliser les énergies arcturiennes pour mon plus grand bien et celui de tous les êtres". Ces affirmations agissent comme des ancres vibrationnelles qui focalisent et alignent le système énergétique avec le but désiré.

Imposition des Mains: Les mains du praticien, en tant qu'extensions directes du système énergétique humain, sont des outils naturels d'une grande puissance. L'imposition des mains est une pratique ancestrale qui occupe une place centrale dans la guérison arcturienne. En plaçant les mains sur ou près du corps du receveur, le praticien permet aux énergies de circuler à travers lui vers le champ énergétique du receveur, facilitant le nettoyage, l'équilibre et la régénération.

Environnement Sacré: L'environnement dans lequel les pratiques de guérison sont effectuées joue également un rôle important. Un espace sacré, propre et ordonné peut amplifier la connexion aux fréquences arcturiennes. Des éléments comme des bougies, de l'encens, des images symboliques et de la musique d'ambiance aident à créer une atmosphère propice à l'introspection et à la réceptivité. Dédier un lieu spécifique à ces pratiques peut renforcer l'intention du praticien et établir un champ énergétique stable qui facilite la connexion.

Eau: L'eau, en tant que conductrice d'énergie, est une ressource souvent sous-estimée, mais extrêmement utile dans la guérison. Les Arcturiens enseignent que l'eau peut être programmée avec des intentions spécifiques et des fréquences pour amplifier son impact sur le corps et l'esprit. En tenant un récipient d'eau tout en visualisant des énergies de guérison qui s'y déversent, le praticien peut créer un outil vibrationnel qui, lorsqu'il est bu, travaille directement avec le système énergétique interne.

Écriture et Symboles: L'écriture et les symboles ont également leur place parmi les outils arcturiens. Les symboles arcturiens, canalisés par des praticiens expérimentés, contiennent des schémas vibrationnels qui résonnent avec des fréquences spécifiques. Dessiner ces symboles, que ce soit sur papier ou en les visualisant dans l'air, peut servir à activer certains aspects du système énergétique ou à diriger l'énergie vers un but particulier.

Temps et Patience: Le temps et la patience sont des ressources fondamentales qui sont souvent négligées. La connexion aux énergies arcturiennes, bien qu'accessible, peut nécessiter du temps pour que le praticien développe une sensibilité plus fine et une plus grande capacité de canalisation. Consacrer régulièrement du temps aux pratiques renforce la connexion et permet une intégration plus profonde des fréquences dans le système énergétique du praticien.

Ces outils et ressources ne sont pas des fins en soi, mais des moyens de faciliter la connexion, la concentration et l'amplification des énergies arcturiennes. Il n'est pas nécessaire de tous les utiliser en même temps, ni de dépendre exclusivement d'eux. Le plus important est que le praticien développe une relation personnelle et consciente avec chaque outil, en découvrant ceux qui résonnent le plus profondément avec son système énergétique et son objectif.

Au fur et à mesure que le praticien se familiarise avec ces outils, sa capacité à travailler avec les fréquences arcturiennes se développe, lui permettant d'aborder des défis plus complexes et d'atteindre des niveaux de guérison plus profonds. Ces outils, combinés à une intention claire et à un dévouement constant, transforment la pratique de la guérison en un art vibratoire qui non seulement profite au receveur, mais élève également le praticien vers de nouvelles dimensions de conscience et de maîtrise.

Chapitre 6
Connexion et Outils Sacrés

La guérison, dans son essence la plus pure, est un processus naturel et continu qui cherche à rétablir l'équilibre à tous les niveaux de l'être. Bien qu'elle soit souvent perçue comme un acte complexe réservé aux praticiens avancés, les fondements de la guérison sont accessibles à tous. Les Arcturiens nous rappellent que le pouvoir de guérir est intrinsèquement lié à notre connexion à l'énergie universelle, une force omniprésente qui circule à travers nous et autour de nous, attendant d'être activée par une intention claire et consciente.

Sur le chemin de la guérison, il est essentiel de comprendre que chaque être humain est un canal d'énergie. Ce canal peut être obstrué par des blocages émotionnels, des schémas mentaux limitants ou du stress accumulé. Les pratiques simples de guérison visent à libérer ces obstructions et à rétablir le flux naturel de l'énergie vitale. La première étape vers cet objectif est de reconnaître la relation intime entre le corps physique et le système énergétique, en comprenant que tout déséquilibre dans l'un affecte inévitablement l'autre.

Un des principes fondamentaux de la guérison est l'alignement énergétique. Ce processus implique d'équilibrer les centres et les canaux d'énergie du corps, permettant à la force vitale de circuler sans restriction. Bien que l'alignement puisse sembler un concept abstrait, il se manifeste par des sensations physiques et émotionnelles concrètes, comme une plus grande vitalité, une clarté mentale et une stabilité émotionnelle.

La respiration consciente est un outil fondamental pour initier ce processus. Chaque inspiration et expiration agissent comme des véhicules pour le flux d'énergie, aidant à libérer les tensions accumulées et à établir un état de calme réceptif. Une technique de base consiste à s'asseoir dans une posture confortable, à fermer les yeux et à se concentrer sur la respiration, en inspirant profondément par le nez tout en visualisant une lumière pure qui remplit le corps, et en expirant par la bouche tout en libérant toute sensation de lourdeur ou de blocage. Ce simple exercice peut être réalisé à tout moment et en tout lieu, procurant un ancrage immédiat au présent et un accès renouvelé à l'énergie universelle.

En plus de la respiration, l'utilisation des mains comme canaux énergétiques est une pratique centrale dans les fondements de la guérison. Les mains, étant connectées directement aux centres énergétiques du cœur et de l'esprit, agissent comme des ponts entre le praticien et le receveur d'énergie. Une pratique courante est l'imposition des mains, où le praticien place les paumes sur ou près du corps du receveur, permettant à l'énergie de circuler vers les zones qui en ont le plus besoin.

La clé de cette technique ne réside pas dans la force ou l'effort, mais dans l'intention claire et dans un état de lâcher-prise. Le praticien ne "donne" pas d'énergie de son propre système, mais agit comme un canal pour les fréquences universelles. Avant de commencer, il est utile d'établir une intention, comme "Je permets à l'énergie de circuler librement pour le plus grand bien". Cette affirmation simple crée un espace énergétique ouvert et réceptif, optimisant l'impact de la pratique.

La visualisation joue également un rôle important dans les fondements de la guérison. À travers l'esprit, le praticien peut diriger l'énergie vers des zones spécifiques du corps ou du champ énergétique. Par exemple, en visualisant une lumière dorée qui circule vers la zone du cœur, on peut libérer les tensions émotionnelles accumulées et restaurer l'harmonie dans ce centre vital.

Une technique de base de visualisation consiste à imaginer un rayon de lumière descendant du cosmos, entrant par le sommet de la tête et circulant vers le bas, nettoyant chaque chakra et remplissant le corps d'énergie régénératrice. Cette pratique aide non seulement à libérer les blocages, mais aussi à renforcer le champ énergétique du praticien, créant une barrière naturelle contre les influences extérieures négatives.

La répétition régulière de ces pratiques de base est essentielle pour construire une base solide en matière de guérison. La constance permet au praticien de développer une plus grande sensibilité aux énergies subtiles, en apprenant à reconnaître les changements dans son champ énergétique et celui des autres. Bien que les résultats puissent varier d'un jour à l'autre, chaque séance contribue au développement d'une connexion plus profonde avec l'énergie universelle.

Outre les pratiques individuelles, l'environnement joue un rôle important dans le processus de guérison. Un espace propre, ordonné et chargé d'intentions positives peut amplifier l'efficacité des pratiques. Des éléments comme les cristaux, les bougies ou la musique douce peuvent être utilisés pour créer un environnement propice, mais le plus important est l'énergie que le praticien apporte à l'espace.

Le respect du processus est un autre aspect clé des fondements de la guérison. La guérison n'est pas toujours un événement immédiat ; c'est souvent un voyage graduel qui exige patience et auto-compassion. Les Arcturiens enseignent que chaque pratique, aussi petite soit-elle, contribue à l'équilibre général du système énergétique. Même les efforts apparemment insignifiants, comme quelques minutes de respiration consciente par jour, peuvent avoir un impact cumulatif significatif.

Il est important de se rappeler que les fondements de la guérison ne sont pas une fin en soi, mais une préparation à des pratiques plus avancées. Ces techniques de base établissent un terrain fertile à partir duquel le praticien peut explorer des dimensions plus profondes de la guérison arcturienne. En maîtrisant ces outils simples, on développe une confiance dans la capacité innée de l'être humain à guérir, jetant les bases pour travailler avec des fréquences plus élevées et complexes à l'avenir.

La guérison est un processus de transformation continue. Chaque pratique, chaque respiration et chaque intention sont des pas sur un chemin vers l'harmonie et le bien-être intégral. Grâce à ces fondements, le praticien apprend non seulement à libérer les blocages et à rétablir l'équilibre, mais aussi à reconnaître sa connexion à une force universelle supérieure. Dans cette reconnaissance se trouve le véritable pouvoir de la guérison : la capacité de transformer non seulement le corps, mais aussi l'esprit, l'âme et, en fin de compte, la vie elle-même.

La respiration, une action si naturelle qu'elle passe souvent inaperçue, est en réalité l'un des outils les plus puissants dans l'art de la guérison. Dans chaque inspiration et expiration réside un flux d'énergie vitale qui relie le corps physique aux dimensions spirituelles. Les Arcturiens enseignent que la respiration non seulement soutient la vie physique, mais agit également comme un pont vibratoire entre les différents niveaux de l'être, permettant l'harmonisation et la guérison par l'accès conscient à son pouvoir.

La respiration consciente élève la vibration et stabilise le système énergétique. Lorsqu'elle est pratiquée de manière délibérée et rythmique, elle favorise l'expansion de l'énergie vitale, libérant les blocages et facilitant la circulation des fréquences supérieures à travers le corps. C'est la base sur laquelle se construisent de nombreuses pratiques de guérison arcturiennes, car elle offre un ancrage solide tout en permettant la connexion avec des énergies élevées.

Une des formes les plus simples, mais efficaces, de travailler avec la respiration est la technique connue sous le nom de respiration profonde consciente. Dans cette pratique, le praticien inspire lentement et profondément par le nez, permettant à l'air de remplir complètement les poumons, puis expire de manière contrôlée par la bouche. Pendant ce temps, il visualise une lumière pure entrant à chaque inspiration et toute tension ou énergie stagnante sortant à chaque expiration. Ce processus non seulement apaise l'esprit, mais nettoie également le système énergétique, préparant le corps à recevoir des fréquences supérieures.

En plus de la respiration profonde, il existe la technique de la respiration cyclique, dans laquelle le praticien maintient un flux constant sans pause entre l'inspiration et l'expiration. Cette technique crée un état de flux énergétique qui active les centres subtils et amplifie l'accès aux fréquences arcturiennes. Pendant cette pratique, beaucoup ressentent une légère vibration dans le corps ou une sensation d'expansion, indiquant que les énergies commencent à circuler plus librement.

Une autre pratique courante est la respiration focalisée sur les chakras. Dans cette technique, le praticien dirige son attention sur un chakra spécifique pendant qu'il respire, visualisant l'énergie circulant vers ce centre et l'activant. Par exemple, en travaillant avec le chakra du cœur, le praticien peut imaginer une lumière verte ou rose qui s'étend à chaque inspiration, remplissant la zone d'amour et de compassion, et nettoyant tout blocage émotionnel à chaque expiration.

La respiration peut également être utilisée pour se connecter aux fréquences arcturiennes de manière plus directe. Une technique avancée consiste à visualiser un rayon de lumière descendant des dimensions supérieures vers le sommet de la tête pendant l'inspiration, permettant à cette énergie de circuler à travers le corps à chaque respiration. Ce processus peut être intensifié en incorporant des sons vocaux comme le "om" ou des tonalités spécifiques qui résonnent avec les fréquences arcturiennes, aidant à syntoniser le système énergétique avec ces vibrations élevées.

Le rythme et la cadence de la respiration ont également un impact significatif sur l'état vibratoire du praticien. Les respirations rapides et superficielles ont tendance à contracter le système énergétique, tandis que les respirations profondes et lentes le dilatent. Les Arcturiens enseignent qu'en ralentissant délibérément la respiration, le praticien non seulement apaise le corps et l'esprit, mais se met également en phase avec le flux naturel de l'énergie universelle, facilitant la connexion avec les fréquences supérieures.

La pratique de la rétention de la respiration, connue sous le nom de kumbhaka dans certaines traditions, est une autre technique puissante qui peut être adaptée au système de guérison arcturien. Dans cette pratique, le praticien inspire profondément, retient l'air pendant quelques secondes tout en visualisant l'énergie se concentrant sur une zone spécifique, puis expire de manière contrôlée. Cette approche permet un travail plus profond avec l'énergie, intensifiant son effet sur le corps physique et subtil.

La respiration non seulement facilite la connexion avec les énergies supérieures, mais agit également comme un régulateur du système nerveux et un stabilisateur émotionnel. Pendant les moments de stress ou de déséquilibre, la pratique de la respiration consciente peut être utilisée pour rétablir l'équilibre, en apaisant l'esprit et le cœur. Cet effet régulateur est particulièrement utile avant de réaliser toute pratique de guérison, car il garantit que le praticien est dans un état optimal de réceptivité.

L'importance de la respiration s'étend au-delà des pratiques individuelles. Lors de séances de guérison avec d'autres personnes, le rythme et l'intention derrière la respiration du praticien peuvent influencer le champ énergétique du receveur. Par exemple, en synchronisant sa respiration avec celle du receveur, le praticien crée un champ de résonance qui facilite le transfert d'énergie et amplifie l'impact de la guérison.

Les Arcturiens soulignent également le rôle de la respiration dans l'intégration des énergies supérieures. Souvent, après avoir travaillé avec des fréquences élevées, le système énergétique a besoin de temps pour assimiler et équilibrer ces nouvelles vibrations. Pendant ce processus, la respiration consciente agit comme une ancre, aidant à stabiliser l'énergie et à éviter d'éventuels symptômes de surcharge, comme des étourdissements ou de la fatigue.

Dans la vie quotidienne, la respiration peut être un outil constant pour maintenir l'équilibre et la connexion spirituelle. Par le biais de moments brefs, mais intentionnels, de respiration consciente, le praticien peut se recentrer, libérer les tensions accumulées et renouveler son flux d'énergie. Ces pauses régulières non seulement favorisent le bien-être, mais renforcent également la capacité du praticien à travailler avec des énergies plus avancées à l'avenir.

La respiration est, en fin de compte, bien plus qu'un acte physiologique. C'est une expression du flux universel qui relie tous les êtres à la source de la vie. En apprenant à l'utiliser de manière consciente, le praticien non seulement transforme son expérience de guérison, mais approfondit également sa connexion avec les dimensions supérieures et avec sa propre essence divine. Cette ressource simple, mais puissante, nous rappelle que la guérison ne réside pas dans quelque chose d'extérieur, mais dans notre capacité innée à travailler avec les outils que nous possédons déjà, et la respiration est sans aucun doute l'un des plus essentiels et des plus transformateurs.

Chapitre 7
Éthique et Purification Énergétique

La pratique de la guérison est un acte profondément sacré qui requiert non seulement des compétences et des connaissances, mais aussi un engagement éthique solide. Dans le système holistique de guérison arcturienne, l'éthique n'est pas un complément, mais la base sur laquelle toute la pratique est construite. Les Arcturiens, en tant que guides de haute vibration, insistent sur le fait que l'énergie que nous canalisons et dirigeons doit être utilisée avec respect, compassion et une intention alignée sur le plus grand bien de tous les êtres impliqués.

La responsabilité du praticien est l'un des piliers fondamentaux de l'éthique de la guérison. Cet engagement implique une reconnaissance consciente que le travail avec les énergies subtiles a un impact profond sur le système énergétique du receveur et, dans certains cas, sur sa vie en général. Par conséquent, le praticien doit aborder chaque séance avec une attitude de respect et d'humilité, comprenant qu'il facilite un processus qui appartient au receveur et non à lui-même.

Le respect du libre arbitre est un autre principe central. Dans la guérison arcturienne, il ne s'agit pas d'imposer de l'énergie ou des intentions de transformation à quelqu'un sans son consentement. Même lorsque le praticien perçoit des déséquilibres évidents chez le receveur, il est essentiel de se rappeler que chaque être a son propre chemin et son propre rythme d'évolution. Pour cette raison, la permission explicite est une condition préalable au commencement de toute pratique de guérison. Ce consentement peut être donné verbalement ou, dans certains cas, par une intention énergétique claire dans des situations comme la guérison à distance.

Le praticien doit également être conscient des limites de son rôle. Il n'est ni un sauveur, ni un maître qui est au-dessus du receveur, mais un facilitateur qui accompagne et soutient le processus de guérison. Cette perspective évite la création de dynamiques de pouvoir déséquilibrées, où le receveur pourrait devenir dépendant du praticien. Au lieu de cela, on encourage l'autonomie du receveur, en l'encourageant à jouer un rôle actif dans son propre processus de guérison.

La confidentialité est un autre aspect essentiel de l'éthique de la guérison. Au cours d'une séance, le receveur peut partager des informations personnelles ou vivre des émotions profondes. Le praticien doit s'assurer que cet espace est sûr et que tout ce qui se passe pendant la séance reste strictement confidentiel. Cet engagement crée un environnement de confiance où le receveur se sent libre de s'ouvrir et de participer pleinement au processus.

L'utilisation éthique des énergies arcturiennes implique également d'agir toujours avec une intention pure et désintéressée. Les énergies élevées ne doivent pas être utilisées à des fins égoïstes, manipulatrices ou pour obtenir des avantages personnels au détriment des autres. Les Arcturiens enseignent que toute tentative d'utiliser ces énergies de manière contraire à l'éthique crée une distorsion dans le champ énergétique du praticien, ce qui peut générer des blocages ou des déséquilibres dans son propre système.

De plus, le praticien doit éviter de projeter ses propres attentes ou jugements sur le processus de guérison. Chaque receveur est unique et son expérience de guérison sera différente. Certains peuvent éprouver des changements immédiats et tangibles, tandis que d'autres peuvent avoir besoin de temps pour intégrer les énergies et remarquer les effets. Le rôle du praticien n'est pas de forcer un résultat, mais de faire confiance au fait que les énergies arcturiennes travailleront en fonction de ce qui est le plus approprié pour le receveur à ce moment-là.

L'autoréflexion et le soin personnel sont également des composantes importantes de l'éthique de la guérison. Avant de travailler avec les autres, le praticien doit s'assurer qu'il est dans un état énergétique équilibré et émotionnellement neutre. S'il est aux prises avec le stress, la fatigue ou des émotions non résolues, ces énergies peuvent interférer avec la pratique et avoir un impact négatif sur lui et sur le receveur. Pour cette raison, les Arcturiens recommandent au praticien de maintenir une routine régulière d'auto-guérison et de pratiques de nettoyage énergétique afin de se maintenir dans un état optimal.

La formation continue est un autre aspect important de l'éthique de la guérison. Le praticien doit être engagé dans son propre apprentissage et son évolution, cherchant constamment à élargir sa compréhension et ses compétences. Cela inclut non seulement l'étude de nouvelles techniques et de nouveaux concepts, mais aussi la volonté de recevoir des commentaires des receveurs et de réfléchir sur sa propre pratique.

L'éthique s'étend également à l'interaction avec d'autres praticiens et systèmes de guérison. Le système holistique arcturien ne cherche pas à concurrencer les autres pratiques, mais à les compléter et à travailler en collaboration pour le plus grand bénéfice de tous. Il est donc essentiel que le praticien agisse avec respect envers les autres traditions et évite de tomber dans des attitudes exclusives ou dogmatiques.

Enfin, les Arcturiens soulignent que la guérison est un acte d'amour inconditionnel. Cet amour n'est pas une émotion superficielle, mais une force vibrationnelle qui soutient et nourrit tout le processus. Le praticien doit cultiver cet amour dans son cœur, lui permettant d'être le guide de toutes ses interactions et décisions.

Au fur et à mesure que le praticien intègre ces principes éthiques dans son travail, il élève non seulement la qualité de ses pratiques de guérison, mais contribue également à créer un environnement vibratoire aligné sur les valeurs les plus élevées du système arcturien. L'éthique n'est pas un ensemble de règles imposées, mais le reflet de l'intention pure et consciente qui anime le processus de guérison, guidant à la fois le praticien et le receveur vers une expérience de transformation authentique et durable.

Le corps énergétique humain, tout comme le corps physique, peut accumuler des résidus qui obstruent son fonctionnement optimal. Ces accumulations peuvent provenir d'émotions non traitées, de schémas mentaux négatifs, d'interactions avec d'autres personnes ou même d'environnements denses. La purification énergétique est donc une pratique fondamentale dans le système holistique de guérison arcturienne, car elle assure que le flux d'énergie vitale est libre et harmonieux, permettant aux fréquences supérieures de travailler avec plus d'efficacité.

Les Arcturiens, maîtres de l'énergie subtile, insistent sur le fait que la purification énergétique n'est pas un acte isolé, mais un processus continu qui doit être intégré dans la vie quotidienne. Tout comme le corps physique a besoin de soins réguliers pour rester en bonne santé, le champ énergétique nécessite une attention constante pour garantir son équilibre et sa pureté.

La première étape de la purification énergétique est la reconnaissance de la nécessité de le faire. Les signes d'un champ énergétique chargé ou bloqué peuvent inclure une fatigue inexplicable, de l'irritabilité, un manque de clarté mentale, des émotions denses récurrentes ou une sensation générale de lourdeur. Ces symptômes ne doivent pas être ignorés, car ils agissent comme des indicateurs que le système énergétique est surchargé et a besoin d'être purifié.

L'une des techniques les plus simples et les plus efficaces pour la purification énergétique est la visualisation guidée. Dans cette pratique, le praticien utilise son esprit pour imaginer un flux de lumière purificatrice traversant son corps et son champ énergétique, éliminant toute énergie stagnante ou dense. Par exemple, on peut visualiser une cascade de lumière blanche descendant des dimensions supérieures, lavant le corps de la couronne aux pieds et emportant avec elle tout résidu énergétique vers la Terre pour être transmuté.

L'utilisation de l'eau est un autre outil puissant pour la purification énergétique. L'eau, en tant que conductrice d'énergie, a la capacité naturelle d'absorber et de transmuter les énergies denses. Un bain conscient, accompagné de l'intention de libérer tout ce qui ne sert plus, peut être une pratique quotidienne efficace. Pendant que l'eau coule sur le corps, le praticien peut visualiser qu'elle emporte avec elle toutes les charges énergétiques accumulées, le laissant propre et renouvelé.

Les cristaux jouent également un rôle important dans ce processus. Des cristaux comme l'améthyste, le quartz clair et la tourmaline noire ont des propriétés spécifiques qui aident à absorber, transmuter et protéger contre les énergies négatives. Placer un cristal au centre de la poitrine pendant la méditation, ou même le porter sur soi pendant la journée, peut agir comme un bouclier énergétique qui empêche l'accumulation de résidus.

Le son, un autre outil vibratoire fondamental, est très efficace pour la purification énergétique. Des instruments tels que les bols tibétains, les diapasons ou les cloches génèrent des fréquences qui résonnent avec le champ énergétique humain, aidant à défaire les blocages et à restaurer l'harmonie. Même un simple applaudissement dans les coins d'un espace peut briser l'énergie stagnante et revitaliser l'environnement.

La connexion avec la nature est une autre méthode puissante pour la purification énergétique. Passer du temps à l'extérieur, en particulier en contact avec des éléments comme l'eau, la terre ou le vent, peut aider à libérer les charges accumulées et à recharger le système énergétique avec l'énergie pure de la Terre. Marcher pieds nus sur l'herbe ou le sable, embrasser un arbre ou s'asseoir près d'une rivière sont des pratiques simples mais profondément efficaces pour restaurer l'équilibre.

Dans le contexte de la guérison arcturienne, les fréquences supérieures sont également un outil clé pour la purification énergétique. Ces fréquences, canalisées depuis les dimensions supérieures, agissent comme un solvant qui élimine les énergies denses et rétablit le flux naturel dans le système énergétique. Pour travailler avec ces fréquences, le praticien peut entrer dans un état méditatif et établir l'intention de recevoir l'énergie purificatrice des Arcturiens, en visualisant comment ces fréquences circulent à travers son corps et son champ énergétique.

La purification énergétique ne se limite pas à l'individu, mais peut également être appliquée aux espaces physiques. Les environnements dans lesquels nous vivons et travaillons accumulent l'énergie de ceux qui les habitent et des événements qui s'y déroulent. Une maison, un bureau ou une chambre chargée peut influencer négativement l'état énergétique des personnes qui la fréquentent. Pour purifier un espace, on peut utiliser des outils comme la sauge, le palo santo ou même des bougies, accompagnés de l'intention claire de libérer toute énergie indésirable.

Un autre aspect essentiel de la purification énergétique est la protection et l'entretien ultérieur. Une fois que le système énergétique ou un espace a été purifié, il est important d'établir un bouclier énergétique qui empêche l'accumulation immédiate de nouvelles énergies denses. Cela peut être réalisé en visualisant une bulle de lumière protectrice entourant le corps ou l'espace, renforcée par l'intention de maintenir la pureté énergétique.

La constance est la clé de ces pratiques. La purification énergétique ne doit pas être considérée comme une action réactive face aux déséquilibres, mais comme une partie intégrante des soins personnels. En incluant ces pratiques dans la routine quotidienne ou hebdomadaire, on crée une habitude qui assure un système énergétique fort et équilibré, capable d'interagir avec les fréquences supérieures de manière plus fluide.

Enfin, les Arcturiens nous rappellent que la purification énergétique est une forme de soin spirituel. Elle libère non seulement le poids accumulé, mais crée également un espace intérieur pour que les énergies supérieures circulent et travaillent plus efficacement. En maintenant notre champ énergétique propre et équilibré, nous favorisons non seulement notre bien-être, mais nous devenons également des canaux plus clairs pour la guérison des autres et pour la connexion avec les dimensions supérieures.

La purification énergétique, dans sa simplicité, est une pratique profondément transformatrice qui renforce la connexion avec notre essence la plus pure et avec le flux inépuisable de l'énergie universelle. Avec chaque pratique, le système énergétique se renforce et s'aligne plus profondément avec les vibrations élevées, ouvrant la voie à une guérison intégrale et continue.

Chapitre 8
Chakras et Autoguérison

Les chakras sont les vortex énergétiques qui relient le corps physique au corps énergétique, agissant comme centres d'échange entre l'énergie vitale interne et externe. Ces points essentiels non seulement régulent le flux énergétique dans notre système, mais influencent aussi directement notre santé physique, émotionnelle, mentale et spirituelle. L'harmonisation des chakras est une pratique fondamentale au sein du système de guérison arcturien, conçue pour rétablir l'équilibre et promouvoir l'alignement avec des fréquences supérieures.

Chaque chakra vibre à une fréquence spécifique et est associé à une couleur, un élément et une fonction déterminés. Lorsqu'ils sont en équilibre, les chakras fonctionnent ensemble comme un système unifié, permettant à l'énergie de circuler librement dans tout le corps. Cependant, des facteurs tels que le stress, les émotions non résolues, les traumatismes ou les déséquilibres externes peuvent bloquer ou désaligner ces centres, provoquant des symptômes allant des maladies physiques aux schémas de pensée limitants.

La pratique de l'harmonisation des chakras vise à rétablir cet équilibre, en aidant chaque centre énergétique à vibrer à sa fréquence optimale. Les Arcturiens, avec leur connaissance approfondie de l'énergie subtile, offrent des fréquences spécifiques et des techniques qui peuvent être employées à cette fin, permettant une transformation profonde et durable du système énergétique.

La première étape vers l'harmonisation est l'harmonisation consciente avec les chakras. Cela commence par l'intention claire d'équilibrer et de revitaliser ces centres énergétiques. Une pratique courante consiste à s'asseoir dans un endroit calme, à fermer les yeux et à diriger son attention sur chaque chakra, en commençant par la base de la colonne vertébrale jusqu'au sommet de la tête. En concentrant son attention sur chaque chakra, on peut visualiser sa couleur associée, en l'imaginant comme une sphère de lumière brillante qui tourne uniformément.

Dans le cas du chakra racine, par exemple, on peut visualiser une lumière rouge vibrante à la base de la colonne vertébrale, se connectant profondément à l'énergie de la Terre. Ce centre est lié à la sécurité, à la stabilité et à la connexion au plan physique. En visualisant sa lumière s'intensifier et tourner doucement, le pratiquant peut ressentir une plus grande sensation d'enracinement et d'équilibre.

Le chakra sacré, situé juste en dessous du nombril, est associé à la couleur orange et régule les émotions, la créativité et les relations interpersonnelles. Visualiser ce centre rayonnant d'une chaude lumière orange aide à libérer les blocages émotionnels et à rétablir la fluidité dans ces domaines.

Chaque chakra a son propre but et ses propres défis, et en consacrant du temps à chacun d'eux pendant la pratique, le pratiquant peut rétablir le flux énergétique complet. La combinaison de la visualisation, de la respiration consciente et de l'intention est l'un des outils les plus efficaces pour ce travail.

Les fréquences arcturiennes sont une autre ressource essentielle pour l'harmonisation des chakras. Ces vibrations élevées peuvent être canalisées directement vers les centres énergétiques, favorisant leur équilibre et leur synchronisation. Pour travailler avec ces fréquences, le pratiquant peut entrer dans un état méditatif et visualiser un rayon de lumière descendant des dimensions supérieures, touchant chaque chakra et l'activant avec son énergie purificatrice.

Outre la visualisation et les fréquences, le son est un outil puissant pour l'harmonisation. Chaque chakra répond à une tonalité spécifique, et chanter ces tonalités ou écouter des enregistrements qui résonnent avec eux peut intensifier le processus. Par exemple, le son "LAM" est associé au chakra racine, tandis que "OM" est lié au chakra couronne. En répétant ces sons tout en se concentrant sur les chakras correspondants, le pratiquant peut créer un champ vibratoire qui amplifie l'alignement.

L'utilisation de cristaux est une autre technique courante et efficace. Chaque cristal a une fréquence spécifique qui peut résonner avec les chakras, aidant à les équilibrer et à les dynamiser. Par exemple, le quartz fumé est idéal pour travailler avec le chakra racine, tandis que l'améthyste peut potentialiser le chakra couronne. Placer ces cristaux sur les chakras pendant la méditation peut intensifier la connexion et accélérer l'harmonisation.

Le mouvement physique peut également jouer un rôle important dans l'harmonisation des chakras. Des pratiques comme le yoga, le tai-chi ou même des mouvements conscients conçus pour activer chaque centre énergétique peuvent aider à libérer les blocages et à favoriser la libre circulation de l'énergie. Des mouvements doux combinés à la respiration et à l'intention permettent aux chakras de travailler en harmonie.

En plus des techniques individuelles, la connexion à la nature est fondamentale pour ce processus. Passer du temps à l'extérieur, sentir le soleil, la brise ou le contact avec la terre, peut restaurer et revitaliser les chakras, en particulier les chakras inférieurs, qui sont plus étroitement liés au plan physique.

Au fur et à mesure que le pratiquant progresse dans sa maîtrise de l'harmonisation des chakras, il peut commencer à remarquer des changements subtils mais profonds dans son bien-être général. Ces changements peuvent inclure une plus grande clarté mentale, des émotions plus équilibrées, un sentiment de connexion spirituelle plus profond et une meilleure santé physique. Ce travail non seulement profite au pratiquant, mais renforce également sa capacité à travailler avec les autres comme canal de guérison.

Les Arcturiens enseignent que l'harmonisation des chakras est un processus continu. Les défis quotidiens, les interactions avec les autres et les influences extérieures peuvent déstabiliser temporairement les chakras. Par conséquent, maintenir une pratique régulière est essentiel pour assurer un équilibre durable. Même quelques minutes par jour consacrées à cette pratique peuvent faire une différence significative dans la qualité de vie du pratiquant.

L'harmonisation des chakras n'est pas simplement un exercice technique, mais un acte d'auto-connexion et d'amour propre. En consacrant du temps et de l'énergie à ce processus, le pratiquant non seulement rétablit l'équilibre dans son système énergétique, mais cultive également une relation plus profonde avec sa propre essence et avec les dimensions supérieures qui le soutiennent. C'est une pratique transformatrice qui ouvre la porte à des niveaux plus élevés de bien-être, de conscience et de connexion spirituelle.

L'autoguérison est au cœur de tout cheminement spirituel, un rappel que la capacité de guérir réside intrinsèquement en chaque être humain. Dans le système holistique de guérison arcturien, cette pratique représente non seulement une opportunité de rétablir l'équilibre interne, mais aussi un moyen d'approfondir la connexion avec les fréquences supérieures. Les Arcturiens, avec leur sagesse infinie, nous enseignent que guérir notre propre système énergétique est la première étape vers la guérison du monde qui nous entoure.

L'autoguérison commence par l'intention consciente de créer un espace intérieur d'harmonie et de renouveau. Cet acte d'engagement envers soi-même établit le fondement vibratoire pour que les énergies supérieures travaillent efficacement. En focalisant son attention vers l'intérieur, le pratiquant non seulement aborde les blocages et les déséquilibres existants, mais renforce également sa capacité à maintenir un état énergétique équilibré face aux défis quotidiens.

La première étape dans la pratique de l'autoguérison est de créer un environnement propice au travail énergétique. Un lieu calme, exempt de distractions et chargé d'intention positive, peut amplifier la réceptivité du pratiquant. Des éléments tels que les cristaux, les bougies, la musique à haute vibration ou même les images symboliques peuvent être utilisés pour établir un environnement qui invite à l'introspection et à la guérison.

Une technique fondamentale de l'autoguérison est l'imposition des mains, une pratique ancestrale qui utilise les mains comme conducteurs naturels d'énergie. Le pratiquant, assis confortablement, peut placer ses mains sur différentes zones de son corps, en commençant par la tête et en descendant jusqu'aux pieds, tout en établissant l'intention de canaliser l'énergie purificatrice et curative vers chaque point. Pendant ce processus, il est important de permettre aux mains de se déplacer intuitivement, guidées par la sensation énergétique plutôt que par un schéma rigide.

La respiration consciente est un autre outil puissant de l'autoguérison. Chaque inspiration devient une invitation pour que les fréquences supérieures entrent dans le système énergétique, tandis que chaque expiration libère les tensions et les blocages accumulés. Une pratique courante consiste à visualiser un rayon de lumière brillante descendant des dimensions supérieures à chaque inspiration, remplissant le corps d'énergie régénérante, et à chaque expiration, à visualiser toute énergie dense sortant du corps comme de la fumée grise.

La méditation guidée est particulièrement utile pour ceux qui débutent leur pratique d'autoguérison. Pendant ces méditations, le pratiquant peut visualiser la lumière de couleurs spécifiques circulant dans différentes zones du corps, en travaillant avec la vibration associée à chaque chakra ou point énergétique. Par exemple, visualiser une lumière verte dans la zone du cœur peut aider à libérer les émotions piégées et à restaurer le flux énergétique dans ce centre vital.

Les Arcturiens enseignent que l'autoguérison ne se limite pas au corps physique, mais qu'elle englobe également le champ énergétique. Une technique efficace pour nettoyer et renforcer l'aura est de visualiser une bulle de lumière blanche brillante qui entoure tout le corps, agissant comme un bouclier protecteur. Au fur et à mesure que cette bulle se dilate, elle emporte avec elle toute énergie dense ou discordante, laissant le champ énergétique propre et vibrant.

Un autre outil précieux dans l'autoguérison est l'utilisation de symboles arcturiens. Ces motifs vibratoires, canalisés des dimensions supérieures, peuvent être dessinés sur le corps énergétique à l'aide des mains ou visualisés dans des zones spécifiques nécessitant une attention particulière. Ces symboles agissent comme des catalyseurs qui intensifient le flux d'énergie, aidant à débloquer et à réaligner les canaux énergétiques.

Le son peut également être incorporé à la pratique de l'autoguérison. Des tonalités spécifiques, des chants harmoniques ou même la répétition de mantras vibrent à travers le système énergétique, aidant à dissoudre les blocages et à élever la fréquence générale. Chanter des sons associés aux chakras, tels que "OM" pour le chakra couronne ou "RAM" pour le plexus solaire, peut être particulièrement efficace pour rétablir l'équilibre.

La connexion à la nature est un autre aspect essentiel de l'autoguérison. Passer du temps à l'extérieur, sentir le sol sous ses pieds et respirer l'air frais permet au corps énergétique de se synchroniser avec les vibrations naturelles de la Terre. Cette pratique, connue sous le nom de "grounding", aide à libérer les charges accumulées et à recharger le système énergétique avec une énergie pure et régénérante.

Au fur et à mesure que le pratiquant progresse sur son chemin d'autoguérison, il est important de maintenir une attitude de patience et d'autocompassion. Les blocages et les déséquilibres peuvent s'être accumulés pendant des années et ne se libèrent pas toujours immédiatement. Chaque pratique, même la plus brève, contribue au processus général de guérison et renforce la connexion du pratiquant avec sa capacité innée à rétablir l'équilibre.

L'autoguérison implique également une disposition à affronter et à travailler avec les émotions et les schémas internes qui contribuent aux déséquilibres. Au lieu d'éviter ces expériences, le pratiquant peut utiliser les techniques d'autoguérison pour explorer et transmuter ces énergies, ouvrant la voie à un état d'harmonie plus profond.

Les Arcturiens soulignent que l'autoguérison n'est pas seulement un acte de soin personnel, mais aussi un moyen d'élargir la conscience et d'élever la vibration générale. À mesure que le pratiquant renforce et équilibre son propre système énergétique, il devient un canal plus clair pour les fréquences supérieures, bénéficiant non seulement à lui-même, mais aussi à ceux qui l'entourent.

La pratique régulière de l'autoguérison est un investissement dans le bien-être intégral et la connexion avec les dimensions supérieures. En incorporant ces techniques dans la vie quotidienne, le pratiquant non seulement favorise sa propre transformation, mais développe également les compétences nécessaires pour travailler avec les autres sur le chemin de la guérison. En fin de compte, l'autoguérison est un rappel que la capacité de guérir réside à l'intérieur, toujours accessible à ceux qui sont prêts à se connecter avec leur essence et avec les énergies universelles.

Chapter 9
Sacred Geometry and Channeling

Sacred geometry is the universal language of the cosmos, a manifestation of mathematical and vibrational patterns that underlie all creation. Every shape and structure in the universe, from the spiral of a galaxy to the configuration of a molecule, is influenced by geometric principles that contain a unique and powerful energy. In the Arcturian healing system, sacred geometry acts as a key vibrational tool, enabling energetic alignment, expansion of consciousness, and amplification of healing frequencies.

The Arcturians, masters of the higher dimensions, work with these patterns to channel specific energies into the human system, helping to unlock, balance, and elevate the energy field. Each geometric shape contains an intrinsic meaning and vibrational purpose, functioning as a bridge between the physical and the spiritual. By working with sacred geometry, the practitioner aligns with universal laws, creating a space for deep healing and personal transformation.

One of the most recognized patterns in sacred geometry is the Flower of Life, a symbol composed of intertwined circles that represents the interconnection of all existence. This pattern is an energy map that reflects the underlying structure of the universe. By visualizing or meditating on the Flower of Life, the practitioner can access frequencies that balance the body, mind, and spirit, restoring harmony at all levels of being.

Another key form in sacred geometry is the Merkaba, a three-dimensional symbol that combines two intertwined tetrahedrons, representing the union of masculine and feminine, physical and spiritual. The Merkaba is known for its ability to activate the light body, an advanced energy field that allows connection to higher dimensions. By working with the Merkaba, the practitioner can enhance healing and energy protection, as well as open up to deeper levels of consciousness.

Metatron's Cube is another fundamental pattern that contains all the basic geometric shapes known as the Platonic solids. These forms are associated with the elements of nature and with the structure of physical reality. By working with Metatron's Cube, the practitioner can align their energy with the principles of divine order, promoting stability and clarity in the energy system.

The application of sacred geometry in Arcturian healing includes a variety of practices aimed at amplifying and directing healing energies. One of the most common techniques is geometric visualization, in which the practitioner imagines a specific pattern surrounding their body or an affected area. For example, by visualizing the Flower of Life over the heart, one can balance this energy center and release trapped emotions.

Another powerful practice is the use of physical tools based on sacred geometry, such as crystals carved into specific geometric shapes, pendants, or mandalas. These tools act as vibrational anchors, amplifying intentions and directing energy to specific areas of the body or energy field.

Meditation with sacred geometry is also an effective technique for activating and expanding the energy field. During this practice, the practitioner can focus on a geometric pattern while breathing deeply, allowing their mind to tune into the vibrations inherent in the form. This not only facilitates energy alignment but also raises the overall frequency of the system.

Color, when combined with sacred geometry, further amplifies its effect. Each geometric shape can be visualized in a specific color that resonates with its vibrational purpose. For example, the Merkaba can be visualized in golden light to activate the spiritual connection, while Metatron's Cube in blue can be used to promote calm and clarity.

In the context of Arcturian healing, geometric patterns can be used both in self-healing and in healing others. In a healing session, the practitioner can visualize a geometric pattern over the recipient, channeling Arcturian frequencies through this design. These forms act as energy maps that guide the frequencies to the areas of the system that need them most.

Sacred geometry is not only a healing tool but also a means to expand consciousness. By working with these patterns, the practitioner accesses a deep knowledge about the nature of reality and their own connection to the universe. This understanding not only transforms the energy system but also the perception of oneself and the world, allowing a more complete integration of the higher dimensions into everyday life.

The Arcturians teach us that sacred geometry is a vibrational key that unlocks doors to higher states of being. By integrating these practices into healing, the practitioner not only elevates their own energy system but also becomes a clearer and more effective channel for higher frequencies. Sacred geometry, with its inherent beauty and precision, reminds us that healing is not an isolated event, but a harmonious dance between the human being and the cosmos.

Working with sacred geometry is a transformative experience that opens up new possibilities for healing and spiritual growth. With each practice, the practitioner not only strengthens their connection with Arcturian energies but also deepens their understanding of the universal laws that govern existence. This integration of forms, frequencies, and consciousness guides us to a state of balance, expansion, and fullness that transcends the limits of the physical plane.

Arcturian channeling is a sacred art that allows the practitioner to act as a vibrational bridge between the higher dimensions and the earthly plane. Through this process, the high frequencies and wisdom of the Arcturians flow to the channel, offering guidance, healing, and expansion of consciousness. This act of connection is not a gift reserved for a few, but a latent ability in all human beings, which can be developed through conscious practices and a clear intention.

The essence of channeling lies in the openness and receptivity of the practitioner. The Arcturians, as beings of high vibration, do not interfere with human free will, but expect to be invited with respect and clarity of purpose. The first step to channeling their energies and messages is to establish a sacred space, free from distractions and filled with pure intentions. This space can be physical, such as a quiet place decorated with symbolic elements, or internal, through a state of calm and concentration.

Preparation is key to effective channeling. This includes practices such as meditation, conscious breathing, and grounding, which help to stabilize the practitioner's energy system and open the subtle channels of perception. A basic technique is to sit comfortably, close your eyes, and visualize a bright light descending from the cosmos towards the crown of the head, expanding through the body and clearing any blockages or dense energy.

Intention is another essential component of the process. Before beginning, the practitioner must declare their intention to connect with Arcturian energies for the greater good. This intention acts as a vibrational key that aligns the practitioner with the higher frequencies, establishing a safe and clear bridge for channeling.

Once prepared, the practitioner can begin the tuning process. This involves opening oneself to subtle frequencies and allowing them to flow without resistance. It is common to feel slight vibrations in the body, a feeling of expansion, or even a perception of colors, shapes, or sounds. These experiences vary according to each person's sensitivity, but all indicate that the channel is beginning to align with Arcturian energies.

Channeling can manifest in a variety of ways, depending on the practitioner's skills and preferences. Some experience direct communication in the form of words or ideas that flow through them, while others perceive images, sensations, or energy patterns. In any case, it is important to keep an open mind and not try to control the process, allowing the energies to express themselves naturally.

Automatic writing is a technique commonly used in Arcturian channeling. In this practice, the practitioner holds a pencil or pen over a paper, entering a meditative state while allowing words to flow without conscious interference. This technique can generate clear and detailed messages, which often contain deep wisdom and practical solutions to specific problems.

Another form of channeling is energy transmission, where the practitioner simply acts as a conduit for Arcturian frequencies. During this process, energies flow through the practitioner to the recipient, without the need for words or specific actions. This method is especially useful in healing sessions, where Arcturian frequencies work directly on the recipient's energy system to release blockages, balance chakras, and promote overall well-being.

Trust is crucial in channeling. It is common for beginner practitioners to question the validity of the perceptions or messages they receive, fearing that they are a product of their imagination. However, the

Arcturians teach that trust is built through constant practice and personal validation. Over time, the practitioner will develop a keener sensitivity and an inner certainty about the authenticity of the connections.

Ethics also play a fundamental role in channeling. The practitioner must remember that channeled messages and energies are an act of service, not a tool for control or manipulation. Any information received must be handled with respect and confidentiality, and the recipient's consent must always be obtained before channeling for another person.

The Arcturians remind us that channeling is not limited to specific moments, but that it can be integrated into everyday life. By establishing a constant connection with these higher energies, the practitioner can receive intuitive guidance in daily situations, from personal decisions to interactions with others. This continuous flow of communication not only strengthens the connection with the Arcturians but also raises the practitioner's overall frequency.

As the practitioner advances on their channeling path, they may begin to explore deeper levels of interaction with the Arcturians. This includes working with specific symbols, receiving energy activations, or even collaborating on healing projects for groups or communities. These advanced experiences not only expand the practitioner's skills but also contribute to the balance and evolution of the human collective.

Arcturian channeling is a dynamic and transformative process that connects the practitioner with an inexhaustible source of wisdom, healing, and love. By dedicating time and effort to developing this skill, the practitioner not only expands their own consciousness but also becomes a channel for higher energies that benefit all beings. This act of connection is an expression of the fundamental unity between the individual and the cosmos, reminding us that we are both receivers and emitters of universal energy.

Through constant practice and pure intention, Arcturian channeling reveals a world of infinite possibilities, where healing, transformation, and enlightenment become accessible to all those willing to open themselves to this experience.

Chapitre 10
Guérison et protection aurique

La guérison émotionnelle est un élément essentiel du système de guérison holistique arcturien, car les émotions sont l'une des forces énergétiques les plus influentes dans le corps humain. Souvent, les traumatismes, les expériences douloureuses et les émotions non traitées restent bloqués dans le système énergétique, créant des blocages qui affectent le bien-être émotionnel, physique et spirituel. Les Arcturiens enseignent que libérer et transmuter ces énergies émotionnelles est fondamental pour rétablir l'équilibre et progresser sur le chemin de l'évolution personnelle.

Les émotions ne sont pas de simples réactions à des stimuli externes ; ce sont des énergies dynamiques qui circulent dans le corps et le champ énergétique. Lorsque ces énergies sont exprimées et traitées de manière saine, elles contribuent à un état d'équilibre. Cependant, lorsqu'elles sont réprimées, ignorées ou mal gérées, elles peuvent stagner, générant des tensions internes qui finissent par se manifester sous forme de maladie, de stress ou de schémas comportementaux auto-limitants.

La première étape vers la guérison émotionnelle est la reconnaissance consciente des émotions qui sont bloquées ou piégées. Ce processus nécessite une attitude d'auto-observation sans jugement, permettant aux émotions d'émerger et de s'exprimer en toute sécurité. Les Arcturiens enseignent que cette acceptation est fondamentale, car résister ou nier les émotions ne fait que renforcer leur influence négative sur le système énergétique.

Une technique de base pour travailler avec les émotions est la respiration consciente combinée à la visualisation. En identifiant une émotion bloquée, le praticien peut porter son attention sur la sensation physique associée à cette émotion, comme une oppression dans la poitrine ou une tension dans l'abdomen. Tout en respirant profondément, il peut visualiser l'énergie de l'émotion se dissolvant dans une lumière brillante, libérant sa charge et lui permettant de circuler à nouveau.

Un autre outil puissant dans la guérison émotionnelle est l'écriture introspective. L'acte d'écrire permet au praticien d'explorer ses émotions à partir d'un lieu de clarté et de détachement. En mettant les pensées et les sentiments sur papier, on crée un espace sûr pour les traiter et les comprendre. Cette pratique peut également inclure la combustion rituelle des pages écrites comme un acte symbolique de libération.

La connexion avec les fréquences arcturiennes est particulièrement efficace dans la guérison émotionnelle. Ces énergies élevées travaillent directement avec le système énergétique, dissolvant les blocages émotionnels et facilitant leur transmutation en états supérieurs d'amour, de compassion et de gratitude. Une technique recommandée est de s'asseoir en méditation, d'invoquer les fréquences arcturiennes et de visualiser un rayon de lumière violette pénétrant dans la zone du corps où l'émotion bloquée est perçue. Cette lumière agit comme un catalyseur, nettoyant et transformant l'énergie.

Les Arcturiens enseignent également l'utilisation d'affirmations comme outils de reprogrammation émotionnelle. Des déclarations telles que "J'accepte et je libère toutes les émotions bloquées en moi" ou "Je suis en paix avec mon passé et je m'ouvre à la guérison" peuvent être répétées pendant les pratiques méditatives ou dans le cadre de la vie quotidienne. Ces affirmations non seulement renforcent l'intention du praticien, mais reconfigurent également les vibrations émotionnelles vers des états plus harmonieux.

Le son est un autre outil vibratoire qui peut être utilisé dans la guérison émotionnelle. Des tonalités spécifiques, comme le chant harmonique ou les sons de bols tibétains, résonnent profondément dans le système énergétique, aidant à libérer les tensions émotionnelles accumulées. Par exemple, le son "AH", associé au chakra du cœur, peut être chanté pendant que le praticien concentre son intention sur la libération de la douleur émotionnelle et l'ouverture à l'amour inconditionnel.

Le travail avec le corps physique joue également un rôle important dans la guérison émotionnelle. Les émotions non traitées sont souvent stockées dans le corps sous forme de tensions musculaires ou de schémas posturaux. Des pratiques comme le yoga, le tai-chi-chuan ou même le massage peuvent aider à libérer ces énergies bloquées, leur permettant de circuler à nouveau dans le système.

Les cristaux sont également de précieux alliés dans la guérison émotionnelle. Des pierres comme l'améthyste, le quartz rose et l'obsidienne ont des propriétés spécifiques qui peuvent aider à libérer, apaiser et transmuter les émotions denses. Le quartz rose, par exemple, est connu pour sa capacité à guérir le cœur et à promouvoir l'amour de soi. Placer un cristal sur le chakra du cœur pendant la méditation peut intensifier la libération et l'harmonisation émotionnelle.

Dans le contexte de la guérison émotionnelle, la relation avec soi-même est fondamentale. Les Arcturiens enseignent que l'amour de soi et l'auto-compassion sont des outils essentiels pour libérer les traumatismes émotionnels et éviter l'accumulation de nouvelles charges. Cultiver une relation amoureuse avec soi-même implique de pratiquer le pardon, envers les autres comme envers soi-même, et de reconnaître que le chemin de la guérison est un processus continu.

En plus de travailler au niveau personnel, les Arcturiens soulignent l'importance des relations interpersonnelles dans la guérison émotionnelle. De nombreuses émotions bloquées ont leur origine dans les interactions ou les liens avec les autres. Restaurer l'harmonie dans ces relations, que ce soit par le dialogue ou par des techniques de libération énergétique, comme les cordons de connexion, est une partie cruciale du processus.

La guérison émotionnelle n'est pas seulement une libération des charges du passé, mais aussi une ouverture à des états émotionnels plus élevés. Au fur et à mesure que les blocages se dissolvent et que les émotions denses se transmutent, le praticien expérimente une plus grande capacité à ressentir l'amour, la gratitude, la joie et la compassion. Cet état élevé non seulement profite à l'individu, mais rayonne également vers son environnement, contribuant au bien-être collectif.

Les Arcturiens nous rappellent que la guérison émotionnelle est un acte de courage et d'amour. Elle exige de faire face aux parties les plus vulnérables de soi-même, mais offre également la récompense d'une liberté et d'une paix intérieure profondes. En libérant les émotions bloquées et en permettant à l'énergie de circuler, le praticien non seulement restaure l'équilibre dans son système, mais crée également un espace pour que les fréquences supérieures travaillent plus pleinement dans sa vie.

La guérison émotionnelle, en fin de compte, est une invitation à retourner au cœur de notre essence, où réside un amour inconditionnel qui transcende le temps et les blessures. À chaque pratique, le praticien se rapproche davantage de cet état de plénitude, transformant les émotions non résolues en carburant pour son évolution spirituelle et sa connexion avec les dimensions supérieures.

Le champ aurique est la première ligne de défense énergétique de l'être humain, une émanation vibratoire qui entoure le corps physique et reflète notre état interne à plusieurs niveaux : physique, émotionnel, mental et spirituel. Ce champ non seulement protège contre les influences extérieures négatives, mais agit également comme un pont entre l'individu et les énergies universelles. Dans le système de guérison arcturien, renforcer et maintenir le champ aurique est essentiel pour assurer un équilibre énergétique soutenu et une connexion fluide avec les fréquences supérieures.

L'aura est dynamique et répond continuellement à nos émotions, pensées, expériences et à l'environnement. Lorsque nous sommes dans un état de bien-être, le champ aurique est fort, expansif et vibrant. Cependant, le stress, les émotions denses, les environnements négatifs ou les connexions énergétiques malsaines peuvent l'affaiblir, créant des brèches qui permettent l'entrée d'influences extérieures qui déstabilisent notre système.

Le renforcement du champ aurique commence par la conscience de son existence et de son état. Une pratique initiale consiste à s'asseoir dans un endroit calme et à fermer les yeux, en portant son attention sur l'espace qui entoure le corps. Avec une respiration profonde et détendue, le praticien peut essayer de percevoir son aura, en l'imaginant comme un œuf lumineux qui l'enveloppe complètement. Avec le temps, cette pratique développe une sensibilité qui permet de détecter les zones faibles ou les incohérences dans le champ énergétique.

L'une des techniques les plus efficaces pour renforcer le champ aurique est la visualisation. Le praticien peut s'imaginer entouré d'une bulle de lumière blanche brillante qui émane de son centre vers l'extérieur. Cette bulle agit comme un bouclier protecteur, réparant toute fissure ou faiblesse dans l'aura et garantissant que les énergies négatives ne peuvent pas la pénétrer. Cette visualisation peut être répétée quotidiennement, notamment au début de la journée ou avant d'entrer dans des environnements difficiles.

Les fréquences arcturiennes jouent également un rôle fondamental dans le renforcement de l'aura. En canalisant ces énergies supérieures, le praticien peut nettoyer et revitaliser son champ énergétique. Une pratique recommandée est de visualiser un rayon de lumière bleue ou dorée descendant des dimensions supérieures et s'étendant sur tout le champ aurique, le remplissant d'une vibration élevée et harmonisante.

L'utilisation de cristaux est un autre outil puissant à cet effet. Des pierres comme la tourmaline noire, l'améthyste et le quartz transparent ont des propriétés spécifiques qui aident à protéger, nettoyer et amplifier le champ aurique. Placer ces cristaux dans l'environnement personnel, les porter comme bijoux ou les utiliser pendant les méditations peut intensifier leur effet. Par exemple, tenir un cristal tout en visualisant l'expansion de l'aura peut amplifier l'intention et renforcer le bouclier énergétique.

Le son est une autre technique vibratoire efficace. Des instruments comme les bols tibétains, les diapasons ou même la voix humaine génèrent des ondes sonores qui résonnent avec le champ aurique, aidant à l'équilibrer et à le renforcer. En écoutant ou en produisant ces sons, le praticien peut visualiser comment les vibrations pénètrent dans l'aura, dissolvant les blocages et créant une fréquence stable et protectrice.

Le nettoyage de l'aura est également une étape cruciale dans son renforcement. Avant de renforcer le champ énergétique, il est important de libérer toute énergie dense ou indésirable qui pourrait y être attachée. Des techniques comme l'utilisation de sauge ou de palo santo, les bains avec des sels minéraux ou même le simple fait de secouer doucement les mains autour du corps peuvent aider à nettoyer l'aura. Pendant ce processus, l'intention est fondamentale ; le praticien doit visualiser que toute énergie discordante se dissout et s'éloigne, laissant le champ propre et vibrant.

La connexion avec la nature est une autre pratique inestimable. Passer du temps à l'extérieur, en particulier dans des environnements naturels comme les forêts, les rivières ou les plages, recharge le champ aurique avec l'énergie pure de la Terre. Marcher pieds nus sur le sol, sentir le vent sur la peau ou s'immerger dans l'eau naturelle aide à rétablir l'équilibre énergétique et à renforcer l'aura de manière naturelle.

Le soin du corps physique influence également directement l'état du champ aurique. Une alimentation équilibrée, un exercice régulier et un repos adéquat sont essentiels pour maintenir une vibration élevée à tous les niveaux de l'être. Les Arcturiens soulignent que le corps physique est le reflet du champ énergétique, et prendre soin de l'un renforce l'autre.

Les relations interpersonnelles affectent également l'état de l'aura. Être entouré de personnes dont les vibrations sont basses ou dont les intentions ne sont pas claires peut affaiblir le champ énergétique. Pour cette raison, il est important d'établir des limites saines et de s'entourer de relations qui nourrissent et élèvent l'énergie personnelle. Lorsque l'on est confronté à des situations inévitables avec des personnes ou des environnements difficiles, le praticien peut utiliser des techniques de protection, comme la visualisation de la bulle de lumière, pour maintenir son champ aurique intact.

Le renforcement du champ aurique a non seulement des avantages individuels, mais augmente également la capacité du praticien à interagir avec les fréquences supérieures. Une aura forte agit comme un canal clair pour les énergies arcturiennes, leur permettant de circuler librement et de travailler plus efficacement dans la guérison et la connexion spirituelle.

De plus, un champ aurique renforcé non seulement protège contre les influences négatives, mais amplifie également la capacité du praticien à rayonner une énergie positive vers son environnement. Cela crée un effet de résonance qui profite non seulement à l'individu, mais aussi à ceux qui l'entourent, contribuant à l'équilibre et à l'harmonie collective.

Les Arcturiens enseignent que le renforcement du champ aurique est un processus continu, et non un événement unique. En intégrant ces pratiques dans la vie quotidienne, le praticien développe une plus grande résilience énergétique et une connexion plus profonde avec son essence et avec les dimensions supérieures. L'aura devient un reflet vibrant de son état interne et un outil puissant pour naviguer dans le monde avec confiance, clarté et équilibre.

Au fur et à mesure que le praticien renforce son champ aurique, il s'ouvre également à de nouvelles possibilités de guérison et de transformation, créant une base solide pour le travail avec des énergies plus avancées et pour l'expansion de sa conscience vers des niveaux supérieurs d'existence.

Chapitre 11
Guérison Mentale et Énergétique

L'esprit, avec sa capacité à façonner les perceptions, les pensées et les émotions, est l'un des outils les plus puissants de l'être humain. Cependant, il peut aussi devenir un obstacle lorsqu'il est piégé dans des schémas négatifs, des croyances limitantes ou des habitudes réactives. Dans le système holistique de guérison arcturienne, la guérison mentale se concentre sur la libération de ces schémas dysfonctionnels et la cultivation d'une vibration mentale élevée qui favorise le bien-être, la clarté et la connexion aux dimensions supérieures.

La première étape de la guérison mentale consiste à reconnaître que les pensées ne sont pas de simples processus internes, mais des expressions d'énergie qui affectent profondément le corps physique et le système énergétique. Les pensées négatives ou répétitives, telles que la peur, l'autocritique ou le doute, génèrent une densité dans le champ énergétique, bloquant le flux naturel des fréquences élevées. D'autre part, les pensées alignées sur l'amour, la gratitude et l'acceptation amplifient la vibration générale, créant un espace intérieur propice à la guérison et à l'équilibre.

L'auto-observation est une pratique clé dans ce processus. Les Arcturiens enseignent que le premier pas pour guérir l'esprit est de développer la conscience des pensées qui l'occupent. Cela ne signifie pas les juger ou leur résister, mais simplement les observer avec curiosité et détachement, comme s'il s'agissait de nuages passant dans le ciel. Cet acte de présence crée une séparation entre le moi conscient et les pensées, permettant au pratiquant de choisir celles à nourrir et celles à libérer.

Une technique fondamentale pour la guérison mentale est la reprogrammation des schémas négatifs à travers des affirmations positives. Les affirmations, lorsqu'elles sont répétées avec intention et conviction, agissent comme des graines vibrationnelles qui reconfigurent l'énergie mentale. Par exemple, des phrases telles que "Je suis en paix avec moi-même" ou "Je choisis des pensées qui nourrissent mon bien-être" peuvent être intégrées dans des pratiques quotidiennes, comme la méditation ou la visualisation, pour remplacer les schémas mentaux dysfonctionnels par d'autres plus alignés sur le bien-être.

La respiration consciente est également un outil puissant pour calmer l'esprit et dissoudre les schémas mentaux négatifs. Pendant les moments d'agitation mentale, le pratiquant peut concentrer son attention sur sa respiration, en inspirant profondément tout en imaginant une lumière brillante pénétrant dans son esprit, et en expirant toute tension ou pensée discordante. Ce simple exercice non seulement détend l'esprit, mais rétablit également le flux énergétique, préparant le pratiquant à travailler avec des fréquences supérieures.

L'utilisation des fréquences arcturiennes est une autre ressource inestimable dans la guérison mentale. Ces énergies, en vibrant à des niveaux élevés, ont la capacité de nettoyer la densité accumulée dans le champ mental et de recalibrer sa fréquence. Une pratique recommandée consiste à s'asseoir en état méditatif, à invoquer les énergies arcturiennes et à visualiser un rayon de lumière dorée descendant vers la tête, pénétrant dans l'esprit et dissolvant tout schéma limitant.

Les sons et les tonalités spécifiques sont également efficaces pour travailler avec le champ mental. Les Arcturiens enseignent que certaines fréquences, comme celles émises par les bols tibétains ou les cloches, résonnent directement avec le système mental, aidant à dissoudre la densité et à rétablir la clarté. Écouter ces sons ou même les chanter peut faciliter une reconfiguration vibrationnelle du champ mental.

Une autre technique utile est l'écriture introspective. Écrire ses pensées et ses émotions dans un journal permet au pratiquant d'extérioriser ce qui occupe son esprit, créant un espace de réflexion et de libération. Ce processus peut inclure des exercices tels que lister les croyances limitantes, puis écrire des affirmations opposées qui favorisent une mentalité plus positive et expansive.

Le mouvement physique, comme le yoga ou le tai-chi-chuan, profite également à l'esprit en libérant les tensions accumulées dans le corps qui affectent l'état mental. Les mouvements doux, combinés à la respiration consciente, aident à rétablir la connexion entre le corps et l'esprit, leur permettant de travailler en harmonie.

La connexion avec la nature est une autre pratique essentielle à la guérison mentale. Passer du temps à l'extérieur, observer les cycles naturels et se connecter aux éléments de la Terre aide à clarifier l'esprit et à rétablir son équilibre. Marcher dans une forêt, sentir l'eau d'une rivière ou simplement observer le ciel peut apporter un soulagement immédiat et une perspective plus large face aux défis mentaux.

Dans la guérison mentale, le pardon est un élément crucial. Les Arcturiens enseignent que de nombreuses densités mentales proviennent de pensées et d'émotions non résolues envers soi-même ou les autres. Pratiquer le pardon, que ce soit par la visualisation, les affirmations ou les rituels symboliques, libère cette charge énergétique et ouvre la voie à une plus grande clarté et paix mentale.

Au fur et à mesure que le pratiquant progresse dans la guérison mentale, il commence à expérimenter des changements significatifs dans sa perception et dans son interaction avec le monde. Les pensées deviennent plus claires, les émotions se stabilisent et une plus grande capacité à se concentrer sur le positif et le constructif émerge. Cet état élevé non seulement profite au pratiquant, mais rayonne également sur son environnement, créant un effet de résonance qui élève la vibration collective.

Les Arcturiens nous rappellent que la guérison mentale n'est pas une destination, mais un voyage continu de découverte de soi et de transformation. À chaque pratique, le pratiquant non seulement libère des schémas limitants, mais renforce également sa connexion aux dimensions supérieures et à son propre potentiel divin. L'esprit, lorsqu'il est en équilibre, devient un allié puissant pour manifester un état d'harmonie et de plénitude dans tous les aspects de l'être.

La guérison mentale est, en essence, un acte d'autonomisation et d'amour propre. En choisissant consciemment de nourrir des pensées qui élèvent et de libérer celles qui restreignent, le pratiquant non seulement transforme son expérience interne, mais ouvre également la porte à une vie plus épanouissante et alignée sur les fréquences supérieures de l'univers. Ce processus de transformation est une invitation à embrasser la liberté mentale et à vivre à partir d'un lieu de clarté, de but et de paix.

L'énergie, dans son essence la plus pure, n'est jamais statique. Elle fluctue, se transforme et se manifeste de diverses manières dans le corps, l'esprit et l'âme. Lorsque ce mouvement est interrompu, l'énergie stagne, provoquant des déséquilibres qui affectent le bien-être physique, émotionnel et spirituel. Dans le système de guérison arcturien, l'utilisation consciente du mouvement et du son est essentielle pour débloquer et restaurer ce flux naturel, permettant à l'énergie vitale de circuler librement et de favoriser la guérison intégrale.

Le mouvement, qu'il soit physique ou vibratoire, agit comme un catalyseur pour libérer les blocages énergétiques et réactiver les zones du système qui sont devenues inactives. Ce principe se reflète dans des pratiques anciennes et contemporaines telles que le yoga, le tai-chi-chuan et la danse consciente, toutes conçues pour aligner le corps physique sur le flux énergétique. Cependant, les Arcturiens offrent une approche vibrationnelle unique qui combine des mouvements subtils avec l'intention et la connexion aux fréquences supérieures.

Une des pratiques les plus simples et efficaces pour mobiliser l'énergie est le balancement conscient du corps. Le pratiquant, debout avec les pieds fermement plantés au sol, peut se balancer doucement d'avant en arrière ou d'un côté à l'autre, sentant comment le mouvement active le flux d'énergie depuis les pieds jusqu'au sommet de la tête. Ce mouvement, accompagné de respirations profondes, permet de libérer les tensions et de stimuler les principaux canaux énergétiques.

La rotation est une autre technique puissante pour débloquer et mobiliser l'énergie. Inspiré par les mouvements circulaires des derviches et les pratiques arcturiennes, cet exercice consiste à tourner lentement sur l'axe du corps, avec les bras tendus ou les mains sur des chakras spécifiques. Au fur et à mesure que le corps tourne, le pratiquant visualise l'énergie circulant en spirale, nettoyant et revitalisant le système.

La danse consciente, une expression plus libre du mouvement, a également un impact profond sur l'énergie. Dans un espace sécurisé, le pratiquant peut laisser son corps bouger intuitivement au rythme de la musique ou même en silence, laissant l'énergie interne guider chaque mouvement. Cet acte non seulement libère les blocages, mais connecte également le pratiquant à son essence la plus pure, créant un pont entre le corps physique et les dimensions supérieures.

Le son, en tant que forme vibrationnelle d'énergie, complète parfaitement le mouvement dans le processus de déblocage et de guérison. Chaque son génère une fréquence qui interagit avec le champ énergétique, aidant à libérer les densités et à rétablir le flux naturel. Les Arcturiens enseignent que la voix humaine est l'un des outils les plus puissants à cette fin, car chaque ton émis affecte non seulement le système du pratiquant, mais aussi l'espace qui l'entoure.

Une technique courante est le chant de tonalités spécifiques associées aux chakras. Par exemple, le son "LAM" résonne avec le chakra racine, tandis que "OM" est associé au chakra coronal. En chantant ces sons, le pratiquant peut diriger sa vibration vers des zones spécifiques du corps, contribuant à débloquer et à revitaliser le flux énergétique.

L'utilisation d'instruments vibratoires tels que les bols tibétains, les tambours chamaniques ou les cloches amplifie également l'effet du son sur l'énergie en mouvement. Ces instruments génèrent des ondes qui pénètrent profondément dans le système énergétique, brisant les blocages et favorisant l'harmonisation. Par exemple, jouer du tambour à un rythme constant tout en marchant en cercle peut synchroniser le corps et le champ énergétique, créant un flux harmonieux.

La respiration rythmique est une autre technique qui combine mouvement et son pour débloquer l'énergie. Inspirée des pratiques de guérison arcturiennes, cette technique consiste à inspirer profondément tout en levant une partie du corps, comme les bras, et à expirer en la laissant retomber ou en l'abaissant. Ce mouvement rythmique, accompagné de sons comme un soupir ou un chant, stimule la circulation de l'énergie vitale dans tout le système.

Les Arcturiens soulignent également l'importance de travailler avec l'environnement pour amplifier le mouvement de l'énergie. Les espaces ouverts, comme un champ ou une plage, permettent au corps et au champ énergétique de s'étendre sans restriction. Dans ces environnements, le pratiquant peut marcher pieds nus, bouger les bras en larges cercles ou même sauter doucement, sentant l'énergie circuler à travers lui et vers la Terre.

L'eau est un élément qui favorise naturellement le mouvement énergétique. Les Arcturiens recommandent des pratiques telles que marcher dans une rivière peu profonde, se déplacer doucement dans une piscine ou même simplement laisser le corps flotter dans l'eau. Ce contact avec l'eau stimule le flux énergétique tout en nettoyant et en renouvelant le système.

Le rôle de l'intention est fondamental dans toutes ces pratiques. Le mouvement et le son deviennent plus efficaces lorsque le pratiquant établit une intention claire, comme libérer des blocages, renforcer le flux énergétique ou s'aligner sur les fréquences supérieures. L'intention agit comme un guide vibrationnel qui dirige l'énergie vers le but souhaité, amplifiant l'impact des techniques.

Au fur et à mesure que le pratiquant intègre le mouvement et le son dans sa vie quotidienne, il commence à ressentir une plus grande fluidité et légèreté dans son système énergétique. Les blocages qui semblaient auparavant insurmontables se dissolvent et le corps, l'esprit et l'âme se sentent plus alignés et connectés. Cette fluidité non seulement profite à l'individu, mais augmente également sa capacité à travailler avec les autres et à canaliser efficacement les énergies supérieures.

Les Arcturiens nous enseignent que l'énergie en mouvement est l'essence de la vie. En débloquant le flux énergétique, le pratiquant non seulement restaure son équilibre interne, mais s'harmonise également avec le rythme naturel de l'univers, ouvrant la voie à une plus grande harmonie, expansion et plénitude. Ces pratiques, bien que simples en apparence, ont le pouvoir de transformer profondément le pratiquant, lui rappelant que la vraie guérison vient de l'intérieur, à travers le flux constant et libre de l'énergie vitale.

Chapter 12
Remote Healing and Sacred Spaces

Remote healing is a clear manifestation of the universal principle that energy is not limited by time or space. In the Arcturian holistic healing system, this practice allows high frequencies to be channeled to other people, regardless of their physical location, creating a vibrational bridge that facilitates healing and balance. This method, deeply respected and used by the Arcturians, expands the possibilities of healing, bringing support and harmonization to those who cannot be physically present.

The foundation of remote healing lies in the understanding that everything in the universe is interconnected through a unified energy field. This field, known in various traditions as the cosmic web or the universal matrix, allows energy to flow between beings without restrictions of space. The Arcturians teach that by establishing a clear and focused intention, the practitioner can access this field and direct the frequencies to the recipient with precision and effectiveness.

The first step in the practice of remote healing is the preparation of the practitioner's energy space. This space should be quiet, free from distractions, and charged with a clear and positive intention. Elements such as crystals, candles, soft music or sacred symbols can help raise the vibration of the environment, creating a place conducive to channeling higher energies.

Connecting to the earth is essential before starting any remote healing practice. The practitioner can visualize energy roots extending from their feet to the Earth's core, ensuring a balanced and stable flow of energy. This grounding not only protects the practitioner from possible energy overloads, but also strengthens their ability to act as a clear and effective channel.

Once the space is prepared, the practitioner sets the intention to connect with the recipient. This intention can be expressed silently or aloud, formulating a statement such as: "I connect with [recipient's name] to channel healing energy in alignment with their highest good". This statement creates a vibrational bridge that links the practitioner with the recipient's energy field.

Visualization is a powerful tool in remote healing. The practitioner can imagine the recipient as if they were in front of them, surrounded by a bright light that represents their energy field. While channeling Arcturian frequencies, they can visualize these energies flowing from their hands or heart to the recipient, filling them with light and restoring balance in all areas of their being.

The use of sacred symbols can also enhance the effectiveness of remote healing. The Arcturians teach that certain geometric patterns and symbols act as energy portals that intensify the flow of energy. Drawing or visualizing these symbols in the recipient's energy space can help direct and focus frequencies to specific areas that need attention.

During practice, the practitioner may feel subtle sensations that indicate energy exchange, such as warmth in the hands, gentle vibrations, or intuitive images related to the recipient. These perceptions are not mandatory, but they act as signs that the connection is active and that the energies are flowing.

The time spent on remote healing varies according to the recipient's needs and the practitioner's intuition. However, 10 to 20 minutes is usually sufficient for an effective session. Upon completion, it is important to consciously close the energy connection. This can be done by thanking the recipient and the universe for the opportunity to channel the energies and visualizing the vibrational bridge gently dissolving.

Energy protection is crucial after each session. The practitioner can visualize a protective bubble of light surrounding them, ensuring that any unwanted residual energy is transmuted or released. It is also advisable to perform an energy cleansing, such as shaking hands or washing the palms with cold water, to restore neutrality to the practitioner's energy field.

It is important to remember that remote healing should always be performed with the recipient's consent. Although the intention behind the practice is positive, respecting the recipient's free will is a fundamental ethical principle in the Arcturian system. In cases where it is not possible to obtain explicit consent, such as with unconscious people or in emergency situations, the intention can be established that the energies be used only if the recipient is willing to receive them.

Remote healing benefits not only the recipient, but also the practitioner, strengthening their ability to work with higher energies and deepening their connection to the unified field. Furthermore, this practice allows Arcturian frequencies to reach places and people who would not otherwise be able to access them, expanding their transformative impact on the world.

The Arcturians teach us that remote healing is a reminder of our universal interconnectedness. Through this practice, the practitioner becomes a conscious channel of love and balance, bringing light to those who need it most, regardless of physical barriers. This act not only transforms the recipient, but also raises the collective vibration, contributing to planetary well-being and harmony.

With each session, remote healing reinforces the fundamental truth that energy transcends all boundaries and that, by aligning ourselves with higher frequencies, we can touch lives, heal hearts and transform realities, even from a distance.

The spaces we inhabit are extensions of our energy field, reflections of our emotions, thoughts and experiences. An environment charged with unbalanced energies can affect our physical, emotional and spiritual health, limiting our ability to connect with higher dimensions. In the Arcturian holistic healing system, environmental healing is an essential practice that not only cleanses and harmonizes physical spaces, but also establishes an elevated energy flow that sustains those who inhabit them.

Every space has an inherent vibration that is influenced by several factors: the people who occupy it, the emotions generated within it, the objects present and even the events that happened there. Dense energies, such as stress, anger or pain, can accumulate in an environment, creating blockages that affect the quality of life and hinder the flow of higher frequencies. Environmental healing seeks to release these densities, restoring harmony and raising the vibration of the space.

The first step to healing an environment is to recognize its energy state. This can be done through conscious observation, paying attention to how the space feels. Are there areas that seem heavier or more uncomfortable? Is it possible to perceive emotions or memories associated with certain places? The Arcturians teach that developing this sensitivity to the environment is key to identifying areas that need attention.

One of the most common tools for energetic cleansing of spaces is the use of sacred smoke, such as that of white sage or palo santo. These plants have vibrational properties that dissolve and transmute dense energies, leaving the environment clean and revitalized. During this practice, the practitioner can walk through the space holding the lit plant, allowing the smoke to flow to the corners, doors and windows, while setting a clear intention of release and harmonization.

Sound is another powerful tool for environmental healing. Vibrational instruments, such as Tibetan bowls, shamanic drums or bells, generate frequencies that penetrate deeply into the energy field of the space, breaking up blockages and promoting a balanced flow. By playing these instruments in different areas of the environment, the practitioner can amplify their effect by combining them with the intention of raising the vibration of the place.

Light, both natural and symbolic, is fundamental to the healing of spaces. Opening the windows to allow sunlight in not only purifies the environment, but also fills it with vital energy. On a symbolic level, lighting candles or visualizing golden rays of light flowing into the space acts as a catalyst for the transmutation of dense energies.

Physical cleansing also directly influences the energy state of an environment. Clutter and accumulated objects can retain and stagnate energy, preventing its natural flow. The Arcturians recommend a deep and conscious cleaning, during which the practitioner can set the intention to release not only unnecessary physical objects, but also the energies they may have accumulated.

Crystals are valuable allies in environmental healing. Stones like amethyst, clear quartz and black tourmaline can be strategically placed in space to absorb, transmute and stabilize energies. For example, placing a clear quartz in the center of a room can act as an amplifier of high vibrations, while a black tourmaline near the door protects the space from negative external influences.

Sacred geometry is another vibrational tool that can be used to harmonize spaces. Geometric patterns, such as the Flower of Life or the Metatron's Cube, can be physically represented in the environment, be it as decorations, mandalas or even traced in the air through visualization. These patterns act as energy portals that connect space with higher dimensions, stabilizing and raising its vibration.

The use of water is also effective in cleansing and revitalizing an environment. A container with salt water can be placed in a corner or in the center of the room for a certain time, allowing it to absorb the dense energies. Afterwards, the water should be disposed of respectfully, preferably in a place where it can be transmuted, such as the earth.

Intention and connection with Arcturian frequencies are at the core of any environmental healing practice. Before beginning, the practitioner can invoke these higher energies, visualizing a ray of blue or golden light descending from the higher dimensions into space, cleansing it and filling it with high vibrations. This intention establishes a vibrational bridge that allows Arcturian frequencies to work directly in the environment.

Environmental healing not only restores harmony, but also creates a space that supports the well-being and spiritual expansion of those who inhabit it. An energetically balanced environment acts as a vibrational haven, facilitating connection with higher dimensions and strengthening the individual energy system.

Furthermore, the Arcturians teach that the healing of spaces has a collective impact, as each harmonized environment contributes to the overall balance of the planet. By cleansing and raising the vibration of the spaces we inhabit, we not only benefit individually, but also contribute to a more balanced and positive energy flow in the world.

The constant practice of environmental healing is an act of care and respect for ourselves and for the space we share with others. With each cleaning and harmonization, the practitioner not only transforms the environment, but also strengthens their connection with the higher frequencies, remembering that true healing is an act of collaboration between the individual, their environment and the universe.

Chapitre 13
Guérison Multidimensionnelle et Fusion Énergétique

Au fur et à mesure que le praticien s'immerge dans le système de guérison arcturien, de nouvelles possibilités s'ouvrent pour travailler avec des énergies plus complexes et multidimensionnelles. Les pratiques avancées constituent la prochaine étape de ce cheminement, offrant des outils et des techniques permettant d'explorer des niveaux supérieurs de guérison, de connexion et de transformation. Ces pratiques nécessitent une base solide dans les fondamentaux déjà abordés, ainsi qu'un engagement constant envers l'éthique, l'intention et la préparation spirituelle.

L'un des piliers des pratiques avancées est la guérison multidimensionnelle. Les Arcturiens enseignent que les déséquilibres énergétiques ne proviennent pas toujours du plan physique ou émotionnel, mais peuvent avoir des racines dans d'autres dimensions de l'être, telles que le mental, le spirituel ou même dans des lignes temporelles passées ou futures. La guérison multidimensionnelle implique d'accéder à ces niveaux et d'y travailler directement pour libérer les blocages et restaurer l'harmonie.

Pour commencer cette pratique, le praticien doit entrer dans un état de méditation profonde, en utilisant les techniques de connexion apprises précédemment. Pendant cette méditation, il peut se visualiser en train de monter un escalier de lumière ou de traverser un portail vers une dimension supérieure. Dans cet espace énergétique élevé, le praticien établit l'intention d'identifier et de guérir tout déséquilibre pouvant affecter le receveur, que ce soit lui-même ou une autre personne.

Le travail avec les lignes temporelles est une extension de la guérison multidimensionnelle. Les blocages ou schémas dysfonctionnels qui se manifestent dans le présent ont souvent leur origine dans des événements du passé ou dans des projections du futur. Grâce à la connexion avec les fréquences arcturiennes, le praticien peut accéder à ces lignes temporelles, identifier les points clés nécessitant une guérison et y diriger de l'énergie. Ce travail ne modifie pas les événements passés, mais transforme leur impact énergétique, libérant le receveur des charges émotionnelles ou karmiques.

L'intégration de fréquences spécifiques est une autre pratique avancée du système arcturien. Chaque fréquence vibratoire a un but unique, comme nettoyer, protéger, activer ou transformer. Les Arcturiens transmettent ces fréquences à travers des visualisations, des sons ou des symboles spécifiques que le praticien peut utiliser lors de ses séances. Par exemple, la fréquence violette est idéale pour la transmutation des énergies denses, tandis que la fréquence dorée favorise la connexion à la sagesse universelle.

L'utilisation de motifs géométriques complexes, tels que des mandalas dynamiques ou des structures tridimensionnelles, est également une caractéristique des pratiques avancées. Ces motifs agissent comme des cartes énergétiques qui guident le flux des fréquences vers des zones spécifiques du système énergétique. Lors d'une séance, le praticien peut visualiser un motif géométrique flottant au-dessus du receveur, tournant et s'ajustant pour activer les centres énergétiques ou débloquer les canaux.

Un autre outil avancé est l'activation du corps de lumière. Ce corps énergétique, également connu sous le nom de Merkaba dans certaines traditions, est une structure vibratoire qui relie l'individu aux dimensions supérieures et à son essence divine. Activer le corps de lumière permet au praticien non seulement d'accéder à des niveaux de conscience plus élevés, mais également de canaliser les énergies supérieures de manière plus efficace.

Pour activer le corps de lumière, le praticien peut visualiser deux tétraèdres entrelacés, l'un pointant vers le haut et l'autre vers le bas, tournant autour de lui. Pendant cette visualisation, il établit l'intention d'activer cette structure, permettant aux fréquences arcturiennes de circuler à travers elle. Ce processus non seulement élève la vibration globale du praticien, mais renforce également son champ énergétique et le protège des influences extérieures négatives.

Le travail de groupe est un autre aspect des pratiques avancées. Lorsque plusieurs personnes se réunissent avec une intention commune de guérison, le champ énergétique collectif amplifie l'impact des fréquences canalisées. Lors de ces séances, le praticien peut agir comme un facilitateur, guidant le groupe à travers des méditations, des visualisations et des canalisations qui bénéficient à la fois aux individus et au collectif.

Les Arcturiens enseignent également que les pratiques avancées incluent la collaboration consciente avec des guides et des maîtres spirituels. Ces êtres de haute vibration offrent orientation, protection et soutien énergétique pendant les séances. Établir une connexion avec ces guides nécessite une intention claire et une disposition à écouter et à suivre leur sagesse. Pendant une séance, le praticien peut invoquer les maîtres arcturiens, leur demandant de travailler directement avec le receveur pour traiter les déséquilibres à un niveau plus profond.

Enfin, l'intégration est un élément crucial des pratiques avancées. Au fur et à mesure que le praticien travaille avec des énergies plus élevées et des techniques plus complexes, il est essentiel de prendre le temps d'assimiler et d'équilibrer les expériences. Cela inclut des pratiques de connexion à la terre, un repos adéquat et une autoréflexion pour garantir que les énergies intégrées circulent harmonieusement dans le système énergétique du praticien.

Les pratiques avancées ne sont pas une fin en soi, mais un moyen d'approfondir le chemin de la guérison et de la connexion spirituelle. Les Arcturiens nous rappellent que la véritable maîtrise ne réside pas dans la complexité des techniques, mais dans l'intention pure et l'engagement éthique envers le bien-être de tous les êtres.

Au fur et à mesure que le praticien intègre ces outils et techniques à son travail, il non seulement élargit ses compétences et sa compréhension, mais devient également un canal plus clair et plus puissant pour les fréquences supérieures. Ce voyage vers l'avancé est une invitation à explorer les vastes possibilités de l'univers énergétique, toujours guidé par l'amour, la compassion et le but de servir le plus grand bien.

La fusion énergétique est une approche avancée du système de guérison arcturien, dans laquelle différentes techniques, fréquences et méthodes s'intègrent pour créer un flux synergique d'énergie. Cette pratique permet au praticien de combiner des éléments de divers systèmes de guérison, tels que l'imposition des mains, la visualisation, le son et la géométrie sacrée, avec les fréquences arcturiennes. Le résultat est une expérience de guérison unique qui amplifie l'efficacité des outils utilisés, en s'adaptant aux besoins spécifiques du receveur ou de l'environnement.

Le principe fondamental de la fusion énergétique est l'interconnexion. Les Arcturiens enseignent que toutes les formes d'énergie sont entrelacées et que la guérison la plus efficace se produit lorsque ces énergies travaillent ensemble de manière harmonieuse. La fusion énergétique ne consiste donc pas à superposer des techniques au hasard, mais à reconnaître comment chaque élément contribue à l'équilibre global et à l'utiliser consciemment en synergie avec les autres.

La préparation à la fusion énergétique commence par l'intention claire du praticien. Avant une séance, le praticien peut réfléchir aux besoins spécifiques du receveur ou de l'espace, identifier les zones nécessitant une attention particulière et choisir les techniques qui s'y adaptent le mieux. Ce processus peut inclure la création d'un plan flexible qui permet des ajustements intuitifs pendant la séance.

L'un des aspects clés de la fusion énergétique est la combinaison des fréquences. Chaque technique ou outil vibratoire a sa propre fréquence inhérente, et le praticien doit apprendre à travailler avec ces vibrations de manière consciente. Par exemple, tout en utilisant des cristaux comme le quartz rose pour travailler avec le chakra du cœur, le praticien peut simultanément canaliser des fréquences arcturiennes visant à libérer les émotions piégées, maximisant ainsi l'impact sur ce centre énergétique.

Le son est un outil qui se prête naturellement à la fusion énergétique. En utilisant des instruments tels que des bols tibétains, des tambours ou des cloches, le praticien peut combiner les vibrations sonores avec des visualisations ou des symboles arcturiens, intensifiant ainsi le flux énergétique. Par exemple, pendant une séance, le praticien pourrait jouer d'un bol tibétain tout en visualisant un motif géométrique spécifique flottant au-dessus du receveur, amplifiant ainsi la résonance dans son système énergétique.

La géométrie sacrée joue également un rôle important dans la fusion énergétique. Les motifs géométriques agissent comme des cartes vibratoires qui guident le flux d'énergie vers des zones spécifiques du système du receveur. Pendant une séance, le praticien peut intégrer la visualisation d'un mandala à l'utilisation d'outils physiques, tels que des cristaux placés à des points stratégiques autour du receveur. Cette combinaison permet aux énergies de travailler ensemble de manière cohérente pour rétablir l'équilibre.

Le mouvement physique conscient est un autre élément qui peut être intégré à la fusion énergétique. Des pratiques telles que le yoga, le tai-chi-chuan ou même des mouvements intuitifs peuvent être utilisées pour débloquer et mobiliser l'énergie dans le corps, tandis que le praticien canalise des fréquences arcturiennes vers le receveur. Cette approche profite non seulement au receveur, mais aide également le praticien à maintenir sa propre énergie équilibrée pendant la séance.

La fusion énergétique inclut également l'intégration de techniques issues de différentes traditions de guérison. Les Arcturiens enseignent que toutes les pratiques spirituelles et énergétiques, lorsqu'elles sont utilisées avec une intention pure, sont des expressions du même flux universel. Par conséquent, le praticien peut incorporer des éléments de traditions telles que le Reiki, la guérison chamanique ou la thérapie par le son, en les combinant avec les fréquences arcturiennes pour créer une approche unique et holistique.

Un exemple pratique de cette intégration serait de combiner l'imposition des mains avec l'utilisation de mantras ou de chants sacrés. Pendant que le praticien place ses mains sur le receveur, il peut chanter ou réciter un mantra spécifique qui résonne avec le centre énergétique concerné. En même temps, il peut visualiser un rayon de lumière dorée traversant ses mains vers le receveur, unissant ainsi le pouvoir du son, l'intention et l'énergie canalisée en un seul flux cohérent.

L'intuition est fondamentale dans la fusion énergétique. Bien que les connaissances techniques et la préparation soient importantes, le praticien doit être ouvert aux ajustements intuitifs pendant la séance. Les Arcturiens soulignent que l'énergie travaille plus efficacement lorsqu'elle circule librement, sans restrictions imposées par des attentes rigides. Écouter les signaux du receveur et permettre aux énergies de se guider d'elles-mêmes est un aspect essentiel de cette pratique.

La clôture et l'intégration sont des étapes cruciales de la fusion énergétique. Une fois que le praticien a travaillé avec de multiples techniques et fréquences, il doit s'assurer que les énergies sont équilibrées et complètement intégrées dans le système du receveur. Cela peut être réalisé en visualisant une lumière douce enveloppant tout le corps du receveur, stabilisant le flux énergétique et assurant que les effets de la séance soient durables.

De plus, les Arcturiens nous rappellent que la fusion énergétique ne profite pas seulement au receveur, mais également au praticien. En combinant des techniques et en travaillant avec des fréquences élevées, le praticien approfondit sa connexion aux énergies supérieures et renforce son propre champ énergétique. Ce processus est une expérience d'apprentissage continu, dans laquelle chaque séance apporte de nouvelles perceptions et compétences.

La fusion énergétique est un acte créatif et transformateur qui permet au praticien d'explorer les possibilités infinies du travail avec l'énergie. En intégrant des techniques, des fréquences et des outils avec intention et conscience, on crée un flux vibratoire unique qui non seulement guérit, mais élève également la vibration de toutes les personnes impliquées. Cette pratique, en essence, est une célébration de l'unité et de l'interconnexion de toutes les formes d'énergie, nous rappelant que la guérison est un art en constante évolution.

Chapitre 14
Guérison Collective et Intuition

La guérison collective représente un puissant acte de collaboration énergétique, dans lequel les intentions, les vibrations et les fréquences de multiples individus convergent pour générer un impact transformateur sur les groupes, les communautés et même sur le champ énergétique planétaire. Dans le système holistique de guérison arcturien, cette pratique non seulement élève la vibration des participants, mais agit également comme un catalyseur pour l'équilibre et l'harmonisation à plus grande échelle.

Les Arcturiens enseignent que le champ énergétique collectif amplifie les énergies individuelles, créant un flux vibratoire plus fort et plus efficace. Lorsqu'un groupe se réunit avec une intention commune de guérison, les fréquences générées transcendent les limites individuelles et pénètrent dans les couches les plus profondes du champ énergétique du groupe, dissolvant les blocages et favorisant un état d'harmonie.

La première étape de la guérison collective est d'établir un objectif clair et partagé. Cet objectif peut varier de la guérison d'un groupe spécifique au soutien énergétique d'une région en crise ou à l'élévation de la vibration planétaire. La clarté de l'intention agit comme un guide vibratoire qui aligne les énergies de tous les participants, créant un flux cohérent et puissant.

La préparation est essentielle pour une séance de guérison collective. Cela inclut à la fois l'espace physique et l'état énergétique des participants. Le lieu où se déroule la séance doit être calme, propre et propice à la concentration. Des éléments tels que des bougies, des cristaux, des symboles sacrés ou de la musique à haute fréquence peuvent aider à élever la vibration de l'espace.

Chaque participant doit préparer son propre système énergétique avant la séance. Cela inclut des pratiques de connexion à la terre, de respiration consciente et d'alignement des intentions. Les Arcturiens recommandent aux participants d'effectuer une brève méditation en groupe au début, en visualisant un rayon de lumière descendant des dimensions supérieures vers le groupe, connectant tous les présents dans un champ énergétique unifié.

La visualisation est un outil central de la guérison collective. Pendant la séance, les participants peuvent s'unir dans une visualisation guidée qui représente l'objectif partagé. Par exemple, si l'objectif est d'envoyer de l'énergie de guérison à une communauté affectée, le groupe peut imaginer un rayon de lumière dorée s'écoulant du centre du groupe vers la région spécifique, l'enveloppant d'amour, de paix et d'équilibre.

L'utilisation du son et des vibrations amplifie considérablement l'impact de la guérison collective. Des instruments tels que des bols tibétains, des tambours chamaniques ou des diapasons peuvent être joués en synchronisation avec les intentions du groupe, générant une résonance qui pénètre profondément dans le champ énergétique collectif. De plus, les participants peuvent chanter des mantras ou des tonalités spécifiques qui s'alignent sur le but de la séance, renforçant le flux vibratoire.

La géométrie sacrée est un autre outil puissant de la guérison collective. Les motifs géométriques, tels que la Fleur de Vie ou le Merkaba, peuvent être visualisés ou représentés physiquement dans l'espace du groupe. Ces motifs agissent comme des portails vibrationnels qui canalisent les fréquences supérieures vers le champ collectif, intensifiant l'impact de la séance.

Pendant la pratique, l'intuition joue un rôle crucial. Bien que l'on puisse planifier certaines structures ou techniques, il est important que le groupe reste ouvert aux ajustements spontanés guidés par les énergies présentes. Les Arcturiens enseignent que les fréquences supérieures guident souvent le flux de la séance, montrant des zones spécifiques qui nécessitent une attention particulière ou révélant des schémas qui doivent être libérés.

La finalisation et la clôture sont des étapes critiques de la guérison collective. À la fin de la séance, il est essentiel que le groupe prenne le temps de stabiliser et de sceller les énergies générées. Cela peut être fait par le biais d'une visualisation en groupe dans laquelle chacun imagine un champ de lumière enveloppant et protégeant l'objectif travaillé. De plus, remercier les énergies supérieures et les participants pour leur contribution renforce l'impact de la pratique.

Les effets de la guérison collective ne se limitent pas au groupe ou au receveur immédiat. Les Arcturiens expliquent que les fréquences générées lors de ces séances s'étendent au-delà du temps et de l'espace, influençant l'équilibre du champ énergétique planétaire. Chaque acte de guérison collective contribue au bien-être global, agissant comme un phare vibratoire qui élève la conscience et favorise l'harmonie universelle.

De plus, les séances de guérison collective ont un effet transformateur sur les participants. En contribuant au bien-être du groupe ou à une cause plus grande, les individus renforcent leur propre connexion avec les fréquences supérieures, expérimentent une expansion de leur champ énergétique et développent un sentiment plus profond d'unité avec les autres et avec l'univers.

Les Arcturiens nous rappellent que la guérison collective ne nécessite pas un nombre spécifique de participants ni une complexité technique avancée. Même un petit groupe avec une intention claire peut générer un impact significatif. Le plus important est la pureté de l'intention et l'engagement des participants envers l'objectif partagé.

En fin de compte, la guérison collective est une expression de l'interconnexion universelle. Grâce à cette pratique, le groupe non seulement transforme le champ énergétique qui l'entoure, mais devient également un canal pour les fréquences supérieures qui bénéficient à toute la création. Cet acte de collaboration énergétique est un rappel que la vraie guérison se produit lorsque nous travaillons ensemble, guidés par l'amour et le désir de contribuer au bien supérieur.

L'intuition est l'un des outils les plus précieux du système de guérison arcturien, un pont entre l'esprit conscient et les dimensions supérieures. Développer ce don inné permet au praticien de s'harmoniser avec les énergies subtiles, de recevoir des messages clairs et d'agir avec précision pendant les pratiques de guérison. Les Arcturiens enseignent que l'intuition n'est pas un privilège de quelques-uns, mais une capacité inhérente à tous les êtres humains, qui peut être cultivée par la pratique, l'ouverture et l'intention consciente.

Le développement intuitif commence par la reconnaissance que l'intuition ne se limite pas à un canal spécifique, comme la vision ou l'ouïe interne. Chaque individu a son propre style intuitif, qui peut se manifester par des sensations corporelles, des images mentales, des mots internes ou simplement une certitude inexplicable. Comprendre et accepter ces différences est essentiel pour renforcer cette connexion.

La première étape pour développer l'intuition est de créer un espace intérieur de calme et de réceptivité. L'esprit bruyant et le stress bloquent les messages intuitifs, c'est pourquoi des pratiques telles que la méditation et la respiration consciente sont fondamentales. Pendant ces pratiques, le praticien peut se concentrer sur le silence intérieur, permettant aux pensées de se dissoudre et créant un canal clair pour recevoir des impressions intuitives.

Une technique de base pour stimuler l'intuition est l'exercice des questions internes. Le praticien peut formuler une question claire et précise, telle que "Que dois-je savoir sur cette situation ?" ou "Quelle est la prochaine étape sur mon chemin ?". Ensuite, il entre dans un état de calme, en prêtant attention aux premières impressions qui émergent, qu'il s'agisse d'images, de mots, de sensations ou d'émotions. Il est important de ne pas analyser ni juger ces réponses, mais simplement de les accueillir telles qu'elles viennent.

Les Arcturiens enseignent que l'intuition se renforce avec la pratique constante de l'observation consciente. Cela implique de prêter attention aux petits détails de la vie quotidienne, tels que les schémas répétitifs, les coïncidences ou les sensations internes face à certaines personnes ou situations. Cet exercice non seulement améliore la perception intuitive, mais entraîne également le praticien à faire confiance à ses impressions subtiles.

La connexion avec les fréquences arcturiennes est un catalyseur puissant pour le développement intuitif. Pendant une méditation, le praticien peut visualiser un rayon de lumière bleue descendant des dimensions supérieures vers sa couronne, ouvrant et activant les canaux intuitifs. Cette pratique non seulement nettoie les blocages énergétiques, mais harmonise également le praticien avec les vibrations les plus élevées, facilitant la réception de messages clairs.

L'utilisation d'outils vibrationnels, tels que des cristaux ou des symboles sacrés, peut également soutenir le développement intuitif. Des cristaux comme l'améthyste, la labradorite ou le quartz transparent ont des propriétés spécifiques qui amplifient les capacités intuitives. Placer un cristal sur le troisième œil pendant une méditation ou le porter comme amulette peut intensifier la connexion avec les énergies supérieures.

Le journal intuitif est un autre outil efficace pour renforcer cette capacité. En écrivant régulièrement sur les pensées, les impressions et les messages perçus, le praticien non seulement entraîne son intuition, mais développe également un registre précieux de schémas et de synchronicités qui peuvent guider son chemin. Cette habitude renforce la confiance dans les perceptions internes et facilite l'intégration de l'intuition dans la vie quotidienne.

Le corps est un allié important dans le développement intuitif. Les sensations physiques, telles qu'une oppression dans la poitrine, des picotements dans l'abdomen ou une chaleur dans les mains, agissent souvent comme des signaux intuitifs. Apprendre à écouter et à comprendre ces réponses corporelles est essentiel pour interpréter les messages énergétiques de manière efficace.

Une autre technique avancée pour potentialiser l'intuition est la pratique de la visualisation dirigée. Pendant une méditation, le praticien peut imaginer un paysage symbolique, tel qu'un jardin ou un temple, et explorer cet espace intérieur à la recherche de messages. Les objets, les couleurs ou les figures qui apparaissent dans ces visualisations contiennent généralement des informations pertinentes pour la situation actuelle du praticien.

Le développement intuitif ne consiste pas seulement à recevoir des informations, mais aussi à agir en conséquence avec confiance. Les Arcturiens enseignent que chaque fois que le praticien suit son intuition, il renforce la connexion avec cette capacité et envoie un message clair à l'univers qu'il est prêt à recevoir plus d'orientation. Même les petits pas et les décisions apparemment insignifiantes peuvent renforcer ce lien vibratoire.

La connexion avec la nature est une autre pratique clé pour le développement intuitif. Passer du temps à l'extérieur, en observant le flux de la vie naturelle, aide à s'harmoniser avec le rythme universel et à se débarrasser des blocages mentaux. Les Arcturiens recommandent des pratiques simples comme marcher pieds nus sur la terre, observer le ciel nocturne ou écouter les sons d'une rivière comme moyens d'ouvrir les canaux intuitifs.

Le développement intuitif est un processus continu qui nécessite de la patience, du dévouement et de l'auto-compassion. Il ne s'agit pas d'atteindre un état idéal, mais d'explorer et de renforcer cette connexion au fil du temps. Les erreurs ou les interprétations erronées font partie intégrante du chemin, et chaque expérience, quel que soit le résultat, contribue à la croissance du praticien.

Les Arcturiens nous rappellent que l'intuition n'est pas seulement un outil pour la guérison ou la prise de décisions, mais aussi une porte vers une connexion plus profonde avec le soi supérieur et avec les dimensions supérieures. À mesure que le praticien renforce cette capacité, il expérimente une plus grande clarté, confiance et fluidité sur son chemin, ouvrant de nouvelles possibilités de croissance et d'expansion spirituelle.

L'intuition, dans son essence, est un rappel que les réponses et le guide sont toujours disponibles en nous. En développant ce don, le praticien non seulement transforme sa propre expérience, mais devient également un canal plus clair et plus efficace pour les fréquences supérieures, apportant lumière et clarté au monde qui l'entoure.

Chapitre 15
Cristaux et Guérison Arcturienne

Les cristaux ont été reconnus à travers l'histoire comme des outils sacrés, porteurs d'énergies qui interagissent avec le champ énergétique humain et les fréquences de l'univers. Dans le système holistique de guérison arcturienne, les cristaux ne sont pas seulement des objets physiques, mais aussi des manifestations vibrationnelles qui agissent comme des ponts entre les dimensions. Leur capacité à amplifier, stocker et diriger l'énergie en fait des alliés indispensables pour potentialiser les pratiques de guérison et élever la connexion avec les fréquences supérieures.

Chaque cristal possède une composition unique et une structure géométrique inhérente qui définit sa vibration. Les Arcturiens enseignent que cette vibration interagit avec le champ énergétique humain, harmonisant, nettoyant et renforçant le flux d'énergie. De plus, les cristaux peuvent être programmés avec des intentions spécifiques, ce qui en fait des outils polyvalents et personnalisables dans les pratiques de guérison.

La première étape pour travailler avec les cristaux est de sélectionner ceux qui résonnent avec le but souhaité. Par exemple, le quartz transparent est connu pour sa capacité à amplifier l'énergie et l'intention, tandis que l'améthyste favorise le calme, la clarté mentale et la connexion spirituelle. Le quartz rose, quant à lui, travaille avec le chakra du cœur, facilitant la guérison émotionnelle et l'amour de soi. Les Arcturiens recommandent de choisir les cristaux non seulement pour leur fonction connue, mais aussi en se fiant à l'intuition, permettant au praticien d'être guidé vers le cristal dont il a besoin à ce moment-là.

Avant d'utiliser un cristal, il est essentiel de le nettoyer énergétiquement pour libérer toute vibration résiduelle qu'il aurait pu absorber. Il existe différentes techniques pour cela, comme passer le cristal dans la fumée de sauge ou de palo santo, le submerger brièvement dans de l'eau salée (si sa composition le permet) ou l'exposer à la lumière du soleil ou de la lune. Pendant ce processus, le praticien doit établir l'intention de purifier le cristal, en visualisant comment l'énergie dense se dissout et est transmutée.

La programmation des cristaux est une pratique clé dans le système arcturien. Cela implique d'établir une intention claire et de charger le cristal avec cette intention afin qu'il agisse comme un canal vibrationnel spécifique. Pour ce faire, le praticien peut tenir le cristal dans ses mains, fermer les yeux et visualiser l'intention entrant dans sa structure, comme si la lumière imprégnait chaque facette du minéral. Par exemple, un quartz transparent peut être programmé pour amplifier l'énergie lors d'une séance de guérison, ou une obsidienne noire pour protéger contre les influences extérieures négatives.

Les cristaux peuvent être placés directement sur le corps lors d'une séance de guérison, en les alignant avec les chakras ou les zones spécifiques qui nécessitent une attention particulière. Par exemple, placer une améthyste sur le troisième œil peut aider à calmer l'esprit et faciliter l'ouverture intuitive, tandis qu'une tourmaline noire sur le chakra racine renforce la connexion à la terre et protège le champ énergétique.

Dans le travail avec les cristaux, la géométrie sacrée amplifie leurs effets. En disposant les cristaux selon des motifs géométriques, tels que la Fleur de Vie ou le Merkaba, on crée un champ énergétique qui potentialise l'harmonisation et la connexion avec les fréquences supérieures. Ces dispositions peuvent être réalisées autour du receveur, sur un autel ou même comme une visualisation pendant la méditation.

L'utilisation de cristaux en combinaison avec d'autres outils vibrationnels, tels que le son ou les fréquences arcturiennes, est une autre technique avancée dans ce travail. Par exemple, lors d'une séance de guérison, le praticien peut jouer d'un bol tibétain tout en dirigeant l'énergie vers un cristal programmé, permettant aux vibrations du son et du cristal de s'unir pour amplifier l'impact énergétique.

Les cristaux sont également utiles dans la guérison des environnements. Les placer stratégiquement dans différentes zones d'un espace peut équilibrer et élever la vibration générale. Par exemple, un quartz rose dans la chambre favorise le calme et l'amour, tandis qu'une améthyste près d'une fenêtre peut transmuter les énergies extérieures denses avant qu'elles n'entrent dans la maison.

Le travail avec les cristaux ne se limite pas aux séances de guérison formelles. Les praticiens peuvent emporter des cristaux avec eux pendant la journée, comme amulettes ou dans leurs poches, pour maintenir une vibration élevée et protéger leur champ énergétique. Les Arcturiens enseignent que les cristaux agissent comme des compagnons énergétiques, nous rappelant notre connexion à la Terre et aux dimensions supérieures.

Au fur et à mesure que le praticien approfondit sa relation avec les cristaux, il peut expérimenter une communication plus intuitive avec eux. Chaque cristal a une "personnalité" énergétique unique, et en travaillant avec eux régulièrement, le praticien peut commencer à percevoir des impressions, des messages ou des sensations qui guident son utilisation. Cette interaction renforce la connexion vibrationnelle et permet un travail plus précis et efficace.

Le soin et le respect envers les cristaux sont fondamentaux dans cette voie. Les Arcturiens soulignent que ces minéraux ne sont pas de simples objets, mais des compagnons vibrationnels qui répondent à l'énergie et à l'intention du praticien. Les garder propres, chargés et dans un endroit spécial garantit qu'ils restent vibratoirement actifs et prêts à l'emploi.

Les cristaux, en essence, sont des rappels tangibles de la connexion entre le physique et l'énergétique. En travaillant avec eux, le praticien non seulement amplifie sa capacité à canaliser et diriger l'énergie, mais aussi approfondit sa compréhension des interactions vibrationnelles qui soutiennent l'univers.

Dans le système arcturien, les cristaux sont bien plus que des outils ; ce sont des alliés qui nous connectent à la sagesse de la Terre et aux dimensions supérieures, nous aidant à guérir, transformer et élever notre vibration vers des états de plus grande harmonie et de plénitude.

L'ancrage de lumière est une pratique centrale dans le système holistique de guérison arcturienne, conçue pour établir un flux stable et continu d'énergies supérieures dans le système énergétique du praticien et dans son environnement. Ce processus implique de canaliser des fréquences élevées depuis les dimensions supérieures vers le plan physique, créant un pont vibrationnel qui non seulement restaure l'équilibre et l'harmonie, mais agit également comme un phare de lumière pour ceux qui l'entourent.

Les Arcturiens enseignent que l'ancrage de lumière n'est pas un acte passif, mais une collaboration active entre le praticien et les forces universelles. À travers cette pratique, le praticien devient un canal conscient pour les énergies supérieures, aidant à intégrer ces fréquences dans son corps, son mental et son esprit, ainsi que dans l'environnement où il se trouve.

La première étape pour l'ancrage de lumière est de préparer l'espace intérieur et extérieur. Cela commence par un nettoyage énergétique personnel, en utilisant des techniques telles que la respiration consciente, la visualisation de lumière purificatrice ou l'utilisation de cristaux spécifiques comme le quartz transparent ou l'améthyste. En même temps, il est important de nettoyer et d'harmoniser l'environnement physique, en s'assurant que l'espace est libre de distractions et d'énergies denses.

Une fois l'espace préparé, le praticien établit une intention claire pour l'ancrage de lumière. Cette intention agit comme un guide vibrationnel qui aligne le praticien avec les fréquences supérieures. Elle peut être formulée en mots, comme "Je m'ouvre pour canaliser et ancrer la lumière pour le plus grand bien de tous les êtres", ou simplement maintenue comme une intention interne claire et sincère.

La visualisation est un outil clé dans ce processus. Pendant la pratique, le praticien peut imaginer un rayon de lumière brillant descendant depuis les dimensions supérieures jusqu'à sa couronne, fluant à travers son corps et s'étendant vers la Terre. Cette visualisation non seulement renforce la connexion avec les énergies supérieures, mais aide également à intégrer ces fréquences dans le système énergétique du praticien.

L'utilisation de symboles arcturiens peut amplifier l'impact de l'ancrage de lumière. Ces symboles, qui agissent comme des portails vibrationnels, peuvent être visualisés flottant au-dessus du praticien ou dessinés avec les mains dans l'espace énergétique. Chaque symbole possède une fréquence spécifique qui guide et structure le flux de lumière, assurant qu'il s'intègre de manière équilibrée et harmonieuse.

La respiration consciente est un autre outil puissant pendant l'ancrage de lumière. En inspirant profondément, le praticien peut imaginer que la lumière entre dans son corps, remplissant chaque cellule et chaque espace énergétique. En expirant, il visualise que cette lumière s'étend à son environnement, irradiant amour, paix et équilibre. Ce cycle de respiration aide à établir un flux constant d'énergie qui connecte le praticien avec les dimensions supérieures et avec la Terre.

L'ancrage de lumière ne bénéficie pas seulement au praticien, mais aussi à l'environnement dans lequel il est réalisé. Les Arcturiens enseignent que cette pratique a un impact sur le champ énergétique de l'espace, élevant sa vibration et créant un environnement propice à la guérison, à la méditation et à la croissance spirituelle. Pour cette raison, il est recommandé de pratiquer l'ancrage de lumière régulièrement dans les maisons, les lieux de travail ou tout espace où l'on perçoit des énergies denses ou des déséquilibres.

De plus, l'ancrage de lumière peut être utilisé comme un outil de guérison pour les autres. Pendant une séance, le praticien peut visualiser que la lumière fluide vers le receveur, remplissant son champ énergétique avec des fréquences élevées. Cet acte non seulement favorise la guérison et l'équilibre chez le receveur, mais renforce également sa connexion avec les énergies supérieures.

Le mouvement physique conscient peut être intégré à la pratique de l'ancrage de lumière pour intensifier son effet. Par exemple, lever les bras vers le ciel en inspirant, et les abaisser vers la Terre en expirant, renforce la visualisation du flux de lumière et aide à intégrer les fréquences dans le corps physique.

La constance est essentielle dans l'ancrage de lumière. Bien qu'une seule pratique puisse générer un impact significatif, les Arcturiens enseignent que la répétition régulière de cette pratique renforce la connexion avec les énergies supérieures et établit un flux stable et durable. Même quelques minutes par jour consacrées à l'ancrage de lumière peuvent transformer profondément le système énergétique du praticien et son environnement.

L'ancrage de lumière peut également être réalisé dans des situations collectives, telles que des rencontres de groupe ou des événements de guérison. Dans ces cas, l'énergie combinée des participants amplifie l'impact de la pratique, créant un champ vibrationnel collectif qui bénéficie non seulement aux personnes présentes, mais aussi à l'environnement et au réseau énergétique planétaire.

Les effets de l'ancrage de lumière ne sont pas toujours immédiats ou visibles, mais les Arcturiens assurent que chaque pratique contribue à l'équilibre et à l'évolution du champ énergétique global. Cet acte de service non seulement transforme le praticien, mais rayonne également vers le monde, agissant comme un rappel tangible de l'interconnexion universelle.

L'ancrage de lumière est, en essence, un acte de collaboration amoureuse entre le praticien et les forces universelles. En le pratiquant, le praticien non seulement élève sa propre vibration, mais devient également un canal pour les fréquences supérieures, apportant lumière et harmonie à tous les niveaux de l'existence. Cette pratique, simple mais profondément transformatrice, est un chemin vers la plénitude, la connexion et le service au bien supérieur.

Chapitre 16
Activation du Corps de Lumière

Le corps de lumière est une structure énergétique avancée qui relie l'être humain aux dimensions supérieures de la conscience. Il représente un véhicule vibratoire transcendant les limites du corps physique et du temps linéaire, permettant au pratiquant d'accéder à des états élargis de guérison, de transformation et de connexion spirituelle. Dans le système holistique de guérison arcturien, travailler avec le corps de lumière élève non seulement la vibration du pratiquant, mais ouvre également des portes vers des niveaux profonds de connaissance de soi et de service énergétique.

Les Arcturiens enseignent que le corps de lumière est présent en chaque être, bien qu'il ne soit pas toujours activé ou pleinement fonctionnel. Son activation nécessite un alignement conscient avec des fréquences élevées, ainsi qu'une préparation physique, mentale et spirituelle. Une fois activé, le corps de lumière devient un canal pour recevoir, intégrer et émettre des énergies supérieures, facilitant une guérison profonde et une connexion directe avec les dimensions arcturiennes.

La première étape pour travailler avec le corps de lumière est la préparation énergétique. Cela inclut des pratiques telles que le nettoyage du champ aurique, l'harmonisation des chakras et l'ancrage. Ces techniques garantissent que le système énergétique est en équilibre et prêt à recevoir les fréquences nécessaires pour activer le corps de lumière.

Une des techniques les plus courantes pour accéder au corps de lumière est la visualisation. Pendant une méditation, le pratiquant peut imaginer une structure géométrique tridimensionnelle, comme un Merkaba, tournant autour de lui. Ce modèle, composé de deux tétraèdres entrelacés tournant dans des directions opposées, représente l'union du corps physique et spirituel. Au fur et à mesure que le pratiquant visualise cette forme, il peut imaginer que l'énergie circule à travers elle, activant chaque cellule et chaque partie de son champ énergétique.

La respiration consciente est également un outil puissant dans ce processus. En inspirant profondément, le pratiquant peut visualiser que la lumière dorée ou argentée entre dans son corps, remplissant chaque recoin de son être. En expirant, il peut imaginer que cette lumière se répand vers l'extérieur, formant une sphère vibrante qui représente son corps de lumière. Ce cycle de respiration active non seulement le corps de lumière, mais renforce également sa connexion avec les dimensions supérieures.

Le son est une autre technique clé pour travailler avec le corps de lumière. Des tonalités spécifiques, comme le chant du "OM" ou les fréquences générées par les bols de cristal, résonnent directement avec la structure vibratoire du corps de lumière, facilitant son activation et sa stabilisation. Pendant une séance, le pratiquant peut utiliser ces sons tout en visualisant le corps de lumière, permettant aux vibrations de pénétrer profondément dans son système.

Le travail avec les symboles sacrés arcturiens est également fondamental pour accéder au corps de lumière. Ces symboles agissent comme des clés vibrationnelles qui déverrouillent et activent différents aspects du corps énergétique. Par exemple, le symbole de la Fleur de Vie peut être visualisé tournant autour du corps du pratiquant, harmonisant et renforçant sa structure énergétique tout en se connectant aux fréquences supérieures.

Le mouvement physique conscient, comme le yoga ou des exercices spécifiques conçus pour activer le corps énergétique, joue également un rôle important. Des mouvements doux, combinés à la respiration et à la visualisation, aident à débloquer les zones stagnantes et à intégrer les énergies nécessaires pour activer le corps de lumière. Les Arcturiens recommandent des mouvements imitant des motifs naturels, comme des spirales ou des rotations, pour synchroniser le corps physique avec le flux énergétique.

Une fois activé, le corps de lumière devient un outil pour explorer les dimensions supérieures et travailler avec des énergies plus avancées. Pendant une méditation, le pratiquant peut utiliser son corps de lumière pour voyager dans des espaces vibratoires élevés, où il peut recevoir des conseils, une guérison ou des informations sur son chemin spirituel. Ce processus n'implique pas une déconnexion du corps physique, mais plutôt une expansion de la conscience qui transcende les limites du temps et de l'espace.

    L'accès au corps de lumière permet également au pratiquant de canaliser les énergies supérieures de manière plus efficace. Lors de séances de guérison, le corps de lumière agit comme un conducteur pour les fréquences arcturiennes, amplifiant leur impact et permettant une connexion plus profonde avec le receveur. Cette approche renforce non seulement le champ énergétique du pratiquant, mais élève également la vibration de l'environnement et de ceux qui interagissent avec lui.

    Au fur et à mesure que le pratiquant travaille avec son corps de lumière, il est important d'intégrer les expériences et d'équilibrer les énergies. Les Arcturiens enseignent qu'après chaque pratique, le pratiquant doit prendre le temps de se reconnecter à la Terre, en utilisant des techniques d'ancrage comme marcher pieds nus ou méditer sur le chakra racine. Cela garantit que les fréquences supérieures s'intègrent harmonieusement dans le système énergétique, évitant les déséquilibres ou les surcharges.

    Le travail avec le corps de lumière transforme non seulement le pratiquant, mais a également un impact sur le champ énergétique collectif. En activant et en renforçant cette structure vibrationnelle, le pratiquant rayonne des fréquences supérieures qui bénéficient à son environnement et contribuent à l'équilibre planétaire. Cet acte de service énergétique est une expression tangible de l'interconnexion universelle, rappelant au pratiquant son rôle dans l'évolution collective.

Les Arcturiens nous rappellent que l'accès au corps de lumière est un processus graduel et continu. Il ne s'agit pas d'atteindre un état idéal, mais plutôt d'explorer et d'approfondir la connexion avec cette structure vibrationnelle à chaque pratique. Par la constance et l'intention consciente, le pratiquant transforme non seulement son expérience énergétique, mais devient également un canal clair et puissant pour les énergies supérieures.

Le corps de lumière est un rappel de notre nature multidimensionnelle et de notre potentiel à transcender les limites du physique. En travaillant avec lui, le pratiquant accède non seulement à des états élevés de conscience, mais contribue également à la création d'un monde plus harmonieux et vibrant, en syntonie avec les fréquences supérieures de l'univers.

La reconnexion avec l'essence est un retour au noyau le plus profond de l'être, un processus de souvenir de qui nous sommes réellement, au-delà des couches d'expériences, de croyances et d'émotions accumulées. Dans le système holistique de guérison arcturien, cette pratique représente un retour à la vraie nature du pratiquant : un être vibratoire et multidimensionnel, connecté aux fréquences universelles et à l'amour inconditionnel.

Les Arcturiens enseignent que l'essence de chaque individu est une étincelle divine, une extension pure de l'énergie universelle. Cependant, les dynamiques de la vie quotidienne, les émotions denses et les schémas mentaux peuvent obscurcir cette connexion, créant un sentiment de séparation et de déconnexion. La reconnexion avec l'essence restaure non seulement cette connexion, mais permet également au pratiquant d'accéder à son pouvoir intérieur et à sa capacité illimitée à guérir et à manifester.

La première étape de ce processus est l'auto-observation consciente. Le pratiquant doit consacrer du temps à explorer ses pensées, ses émotions et ses croyances sans jugement, en les reconnaissant simplement comme faisant partie de son expérience humaine. Cette pratique crée un espace intérieur d'acceptation qui permet de libérer les couches superficielles et de se rapprocher du noyau de son être.

Un outil puissant pour la reconnexion avec l'essence est la méditation. Pendant cette pratique, le pratiquant peut visualiser une lumière brillante au centre de sa poitrine, représentant son étincelle divine. Au fur et à mesure qu'il se concentre sur cette lumière, il peut imaginer qu'elle s'étend lentement, remplissant tout son corps et son champ énergétique. Cet acte symbolique renforce non seulement la connexion avec l'essence, mais nettoie et revitalise également le système énergétique.

La respiration consciente est une autre technique essentielle. En inspirant, le pratiquant peut visualiser qu'il apporte de l'énergie pure et des vibrations élevées à son corps. En expirant, il peut imaginer qu'il libère toute énergie ou pensée qui le sépare de son essence. Ce flux constant de respiration consciente agit comme un pont vibratoire entre le pratiquant et son noyau interne.

L'utilisation des fréquences arcturiennes est essentielle dans la reconnexion avec l'essence. Pendant une séance de guérison ou de méditation, le pratiquant peut invoquer ces énergies supérieures, les visualisant s'écoulant dans son corps comme un rayon de lumière dorée ou bleue. Ces fréquences travaillent directement sur le champ énergétique, éliminant les blocages et restaurant la connexion avec l'essence divine.

Des symboles sacrés peuvent également être utilisés pour approfondir cette pratique. Les Arcturiens enseignent que certains motifs géométriques, comme la Fleur de Vie ou le Cube de Metatron, résonnent avec la vibration de l'essence. En visualisant ou en dessinant ces symboles, le pratiquant active ces fréquences dans son système énergétique, renforçant la connexion avec son noyau interne.

La nature est un allié inestimable dans le processus de reconnexion. Passer du temps à l'extérieur, en particulier dans des environnements calmes et naturels, aide le pratiquant à clarifier son esprit et à s'harmoniser avec le flux universel. Marcher pieds nus sur la terre, observer le ciel ou simplement s'asseoir près d'un arbre peuvent être des actes simples, mais profondément transformateurs, qui facilitent la reconnexion avec l'essence.

Le travail avec le cœur est central dans cette pratique. Les Arcturiens enseignent que le cœur est le portail vers l'essence, le lieu où se trouvent les vibrations les plus pures de l'amour et de la compassion. Le pratiquant peut se concentrer sur son chakra du cœur, visualisant une lumière chaude qui émane de ce centre et le connecte à son essence. Répéter des affirmations telles que "Je suis connecté à mon essence divine" ou

"Je vis à partir de ma vérité" peut amplifier cette connexion.

L'écriture introspective est un autre outil précieux pour explorer et se reconnecter avec l'essence. En écrivant sur des questions telles que "Qui suis-je vraiment ?" ou "Qu'est-ce qui me relie à ma vraie nature ?", le pratiquant ouvre un espace pour réfléchir et recevoir des impressions intuitives. Cette pratique aide non seulement à libérer les couches superficielles, mais offre également une clarté sur le chemin vers l'essence.

La reconnexion avec l'essence n'est pas seulement un processus interne, mais aussi une pratique de vie. Les Arcturiens nous rappellent que chaque choix, pensée et action peut s'aligner sur notre vérité la plus profonde. En vivant à partir de l'essence, le pratiquant expérimente une plus grande clarté, un but et une fluidité dans tous les domaines de sa vie.

L'impact de cette reconnexion transcende l'individu. Lorsque le pratiquant vit à partir de son essence, il rayonne une énergie élevée qui influence son environnement et ceux qui l'entourent. Cette vibration inspire non seulement les autres à se reconnecter à leur propre essence, mais contribue également à l'équilibre et à l'évolution du champ énergétique collectif.

Au fur et à mesure que le pratiquant approfondit cette pratique, il peut expérimenter une transformation complète de sa perception de lui-même et de l'univers. La séparation cède la place à l'unité, la peur se dissout dans l'amour et le doute est remplacé par une confiance inébranlable en sa nature divine.

La reconnexion avec l'essence est un rappel qu'au cœur de notre existence, nous sommes des êtres de lumière et d'amour, connectés aux fréquences universelles. En retournant à cette vérité, le pratiquant trouve non seulement la paix et la plénitude, mais découvre également sa capacité illimitée à guérir, transformer et manifester un monde en harmonie avec son essence divine.

Chapitre 17
Reprogrammation et Guérison Interdimensionnelles

La reprogrammation énergétique est une pratique profonde et transformatrice au sein du système de guérison holistique arcturien. Elle est conçue pour identifier et transmuter les schémas énergétiques dysfonctionnels qui ont pu s'enraciner dans le système énergétique. Ces schémas, qui proviennent souvent de croyances limitantes, de traumatismes passés ou d'influences extérieures, affectent non seulement le bien-être émotionnel et mental, mais interfèrent également avec le flux naturel des énergies supérieures.

Les Arcturiens enseignent que la reprogrammation énergétique n'implique pas un rejet de ces schémas, mais une compréhension de leur origine et de leur but, suivie d'un processus conscient de libération et de transformation. Grâce à cette pratique, le praticien non seulement élimine les blocages, mais crée également un espace pour l'intégration de fréquences élevées et de vibrations plus harmonieuses.

La première étape de la reprogrammation énergétique est l'identification consciente des schémas à transformer. Cela nécessite une auto-observation sincère et sans jugement, dans laquelle le praticien réfléchit aux domaines de sa vie où il ressent de la résistance, de la stagnation ou la répétition d'expériences négatives. Des questions telles que "Quelles croyances me limitent ?" ou "Quels schémas est-ce que je répète dans mes relations ou mes décisions ?" peuvent être utiles pour démarrer ce processus.

L'écriture introspective est un outil puissant pour cette phase. En prenant le temps d'écrire sur les pensées récurrentes, les émotions difficiles ou les expériences difficiles, le praticien peut commencer à identifier les schémas sous-jacents qui affectent son système énergétique. Cette pratique offre non seulement de la clarté, mais agit également comme une première étape vers la libération de ces énergies.

Une fois qu'un schéma est identifié, l'étape suivante consiste à se connecter aux fréquences arcturiennes pour faciliter sa transformation. Pendant une méditation, le praticien peut visualiser un rayon de lumière dorée descendant vers son système énergétique, illuminant et enveloppant le schéma identifié. Cette lumière dissout non seulement les énergies denses associées au schéma, mais introduit également de nouvelles fréquences qui soutiennent un état plus élevé et harmonieux.

L'utilisation d'affirmations est une autre technique centrale de la reprogrammation énergétique. Les affirmations sont des déclarations conscientes qui agissent comme des graines vibrationnelles, remplaçant les schémas limitants par des croyances plus expansives. Par exemple, si le praticien a identifié un schéma d'insécurité, il peut répéter des affirmations telles que

"J'ai confiance en ma capacité à naviguer dans la vie avec confiance" ou "Je suis aligné avec mon pouvoir intérieur". Répéter ces affirmations régulièrement, en particulier pendant les méditations ou avant de dormir, amplifie leur impact.

La visualisation dirigée est un outil puissant pour reprogrammer le système énergétique. Le praticien peut imaginer que le schéma identifié est représenté par une forme ou une couleur spécifique dans son corps ou dans son champ énergétique. Ensuite, il peut visualiser comment ce schéma se dissout progressivement, se transformant en lumière ou en une fréquence plus élevée. Ce processus libère non seulement l'énergie bloquée, mais établit également un nouveau flux vibratoire dans le système.

Le son est une autre technique vibratoire efficace pour la reprogrammation énergétique. Chanter des mantras, des tonalités spécifiques ou utiliser des instruments tels que des bols tibétains ou des cloches génère des fréquences qui résonnent profondément dans le système énergétique, aidant à libérer et à reconfigurer les schémas limitants. Par exemple, le son "OM" est idéal pour équilibrer et harmoniser le système, préparant le champ énergétique à intégrer de nouvelles vibrations.

Le travail avec les cristaux peut compléter ces techniques. Des pierres comme l'améthyste, le quartz rose ou l'obsidienne ont des propriétés spécifiques qui aident à libérer les schémas denses et à ancrer de nouvelles fréquences. Placer un cristal sur la zone du corps où le schéma est perçu, ou le tenir en répétant des affirmations, amplifie le processus de reprogrammation.

Le corps physique joue également un rôle important dans la reprogrammation énergétique. Les Arcturiens enseignent que de nombreux schémas énergétiques se manifestent par des tensions ou des blocages physiques. Des pratiques telles que le yoga, le tai-chi ou le mouvement intuitif aident à libérer ces tensions et à restaurer le flux naturel d'énergie dans le corps. Des mouvements conscients, combinés à une respiration profonde et à la visualisation, potentialisent cet effet.

Une fois le schéma libéré, il est crucial d'établir une intention claire pour le nouveau flux énergétique. Cela peut être réalisé en visualisant un état idéal d'équilibre et de bien-être, ou en imaginant comment le praticien interagit avec le monde à partir d'un lieu d'autonomisation et de clarté. Cet acte de création consciente garantit que le système énergétique se reconfigure d'une manière alignée sur les intentions les plus élevées du praticien.

L'intégration est une partie essentielle de la reprogrammation énergétique. Après avoir travaillé avec un schéma, le praticien doit prendre le temps de se reposer, de réfléchir et de permettre aux nouvelles fréquences de s'installer dans son système. Les Arcturiens soulignent l'importance de la connexion à la terre pendant cette étape, en utilisant des pratiques telles que marcher pieds nus sur la terre ou méditer avec le chakra racine pour stabiliser les énergies.

L'impact de la reprogrammation énergétique ne se limite pas au praticien. Au fur et à mesure qu'il libère les schémas limitants et élève sa vibration, il rayonne également ces fréquences vers son environnement, contribuant à l'équilibre collectif. Ce processus est un acte de guérison non seulement personnel, mais aussi universel, rappelant au praticien son interconnexion avec le tout.

Les Arcturiens nous enseignent que la reprogrammation énergétique est un voyage continu, une opportunité d'explorer, de libérer et de transformer les énergies qui nous ont façonnés. Grâce à cette pratique, le praticien non seulement découvre son pouvoir de changer sa réalité, mais s'aligne également sur sa vérité la plus profonde, créant un chemin vers la plénitude et l'expansion spirituelle.

La guérison interdimensionnelle est une pratique avancée au sein du système de guérison holistique arcturien qui transcende les limites du plan physique pour aborder les déséquilibres énergétiques dans les dimensions supérieures. Les Arcturiens enseignent que les blocages et les schémas dysfonctionnels ont souvent des racines qui vont au-delà de l'expérience présente, provenant d'autres dimensions, de vies passées ou de lignes temporelles parallèles. Cette approche permet au praticien de travailler avec ces énergies à un niveau plus profond, favorisant une guérison complète et durable.

Le principe fondamental de la guérison interdimensionnelle est la compréhension que toutes les dimensions sont interconnectées via un champ énergétique universel. En accédant consciemment à ce champ, le praticien peut identifier et transformer les énergies qui affectent le système actuel, rétablissant l'équilibre à tous les niveaux de l'être. Ce processus non seulement élève la vibration du receveur, mais facilite également son alignement avec son but le plus élevé.

Pour démarrer une pratique de guérison interdimensionnelle, il est crucial de préparer l'espace énergétique du praticien. Cela comprend des techniques de connexion à la terre, de nettoyage du champ aurique et d'alignement avec les fréquences supérieures. Les Arcturiens soulignent l'importance de créer un espace sacré, tant physique qu'énergétique, qui offre protection et concentration pendant la séance.

La méditation est un outil essentiel pour accéder aux dimensions supérieures. Le praticien peut visualiser un portail de lumière brillante devant lui, représentant l'entrée des niveaux interdimensionnels. En franchissant ce portail, il peut sentir son champ énergétique s'étendre, se connectant à un réseau de vibrations plus élevées. Pendant ce processus, il est essentiel d'établir une intention claire, telle que "Accéder aux dimensions supérieures pour faciliter la guérison en alignement avec le plus grand bien".

L'intuition joue un rôle crucial dans la guérison interdimensionnelle. Au fur et à mesure que le praticien explore ces dimensions, il peut recevoir des impressions sous forme d'images, de sons, de sensations ou simplement de connaissance intuitive. Ces perceptions fournissent des indices sur les déséquilibres présents et les énergies qui nécessitent une attention. Par exemple, le praticien peut percevoir un blocage énergétique comme une ombre, un nœud ou un motif répétitif, indiquant une zone nécessitant une guérison.

Le travail avec les fréquences arcturiennes est au cœur de cette pratique. Pendant la séance, le praticien peut visualiser des rayons de lumière dorée, bleue ou violette s'écoulant vers la zone identifiée, dissolvant les blocages et rétablissant le flux énergétique. Ces fréquences agissent comme des catalyseurs qui non seulement nettoient, mais reconfigurent également la vibration du receveur en alignement avec son essence supérieure.

La géométrie sacrée est un autre outil puissant dans la guérison interdimensionnelle. Les Arcturiens enseignent que certains motifs géométriques, tels que le Merkaba ou le Tétraèdre Étoilé, résonnent avec les dimensions supérieures et facilitent l'accès à celles-ci. Pendant une séance, le praticien peut visualiser ces motifs tournant et s'étendant autour du receveur, équilibrant son système énergétique et le connectant à son être multidimensionnel.

Le temps et l'espace sont des concepts flexibles dans le travail interdimensionnel. Les blocages énergétiques peuvent provenir de vies passées, de futurs potentiels ou de lignes temporelles parallèles. En accédant à ces niveaux, le praticien peut identifier les événements ou les expériences qui ont laissé une empreinte énergétique et travailler à les libérer. Ce processus ne modifie pas les événements en eux-mêmes, mais transforme la façon dont leurs énergies affectent le receveur dans le présent.

Le son est un outil vibratoire efficace dans cette pratique. Chanter des mantras spécifiques, tels que "OM" ou des tonalités arcturiennes canalisées, aide à synchroniser le praticien avec les fréquences supérieures. Des instruments tels que des bols en cristal ou des diapasons peuvent également être utilisés pour générer des vibrations qui résonnent avec les dimensions interdimensionnelles, amplifiant la guérison.

La protection énergétique est cruciale pendant la guérison interdimensionnelle. Avant de commencer, le praticien peut visualiser une sphère de lumière blanche ou dorée autour de lui, agissant comme un bouclier qui ne laisse passer que les énergies les plus élevées et les plus pures. De plus, l'invocation de guides arcturiens ou de maîtres spirituels garantit que la séance se déroule dans un espace de sécurité et de clarté.

À la fin de la séance, il est important de clore consciemment le travail interdimensionnel. Le praticien peut visualiser le portail de lumière se refermant doucement, scellant les énergies travaillées et garantissant que le receveur reste équilibré et protégé. Il est également recommandé d'effectuer une connexion à la terre pour intégrer les énergies transformées dans le plan physique.

Les effets de la guérison interdimensionnelle sont profonds et multiformes. Le receveur non seulement ressent un soulagement des blocages ou des déséquilibres, mais peut également ressentir une plus grande clarté, paix et connexion avec son but supérieur. Ce travail a également un impact positif sur le champ énergétique collectif, contribuant à l'équilibre planétaire et universel.

Les Arcturiens enseignent que la guérison interdimensionnelle est un rappel de notre nature multidimensionnelle et de notre capacité à transformer les énergies qui affectent notre expérience présente. Au fur et à mesure que le praticien approfondit cette pratique, il élargit non seulement sa compréhension de l'univers énergétique, mais devient également un canal plus puissant pour les fréquences supérieures, apportant lumière et harmonie à tous les niveaux de l'existence.

Ce travail est à la fois un art et une science spirituelle, une invitation à explorer les possibilités infinies de guérison et de transformation depuis les dimensions les plus élevées jusqu'au plan physique. La guérison interdimensionnelle non seulement connecte le praticien à l'univers, mais lui rappelle également qu'il fait partie intégrante et active de son tissu énergétique.

Chapitre 18
Maîtres et Symboles Arcturiens

Dans le système de guérison holistique arcturien, le travail avec les maîtres est une pratique profondément transformatrice qui connecte le praticien avec des guides spirituels et des êtres de haute vibration. Les maîtres arcturiens, ainsi que d'autres guides multidimensionnels, agissent comme des alliés dans le processus de guérison, offrant orientation, énergie et soutien aux niveaux les plus élevés de conscience. Ce travail renforce la connexion spirituelle du praticien, élève sa vibration et amplifie sa capacité à canaliser et à diriger les énergies supérieures.

Les Arcturiens enseignent que les maîtres sont toujours disponibles pour offrir leur assistance, mais la connexion consciente nécessite une intention et une ouverture de la part du praticien. Le travail avec ces guides ne repose pas sur un acte passif de réception, mais sur une collaboration active et respectueuse qui reconnaît l'autonomie et le pouvoir intérieur du praticien.

La première étape pour travailler avec les maîtres est d'établir une intention claire. Le praticien peut formuler une demande spécifique, telle que "Je recherche la guidance des maîtres arcturiens pour guérir ce blocage" ou "J'invoque la présence de mes guides pour recevoir des orientations face à ce défi". Cette intention agit non seulement comme un pont vibratoire, mais garantit également que la connexion se réalise en alignement avec le plus grand bien du praticien.

La préparation énergétique est fondamentale avant de commencer une pratique avec les maîtres. Cela inclut de nettoyer le champ aurique, d'équilibrer les chakras et de se connecter à la terre. Créer un espace sacré, tant physique qu'énergétique, est également important. Cela peut être fait en allumant des bougies, en utilisant des cristaux, en plaçant des symboles sacrés ou en jouant de la musique à haute fréquence pour élever la vibration de l'environnement.

La méditation est l'un des outils les plus efficaces pour établir le contact avec les maîtres. Pendant cette pratique, le praticien peut visualiser une lumière brillante descendant des dimensions supérieures vers sa couronne, le remplissant d'un sentiment de paix et de clarté. En s'immergeant dans cet état, il peut imaginer la présence des maîtres arcturiens ou d'autres guides, ressentir leur énergie et s'ouvrir à leur communication.

La communication avec les maîtres peut se manifester de diverses manières, en fonction de la sensibilité et du canal intuitif du praticien. Certaines personnes peuvent recevoir des messages sous forme de mots ou de phrases, tandis que d'autres expérimentent des images, des sensations physiques ou simplement une connaissance intuitive. Il est important de faire confiance à ces perceptions, même si elles semblent subtiles ou vagues au début, car avec la pratique, elles deviennent plus claires et cohérentes.

Les symboles sacrés arcturiens sont des outils puissants pour travailler avec les maîtres. Chaque symbole contient une fréquence spécifique qui facilite la connexion avec ces êtres de lumière. Pendant une séance, le praticien peut visualiser un symbole flottant devant lui ou le tracer avec ses mains dans l'espace énergétique. Cet acte établit non seulement un pont vibratoire, mais amplifie également la réception de l'énergie et des orientations des maîtres.

L'utilisation du son est une autre technique efficace pour renforcer la connexion avec les maîtres. Chanter des mantras, tels que "OM" ou des tonalités arcturiennes canalisées, génère une vibration qui résonne avec les dimensions supérieures. Des instruments tels que des bols de cristal ou des cloches peuvent également être utilisés pour élever la fréquence du praticien et de l'espace, facilitant la communication avec les guides.

L'écriture canalisée est une pratique avancée qui permet de recevoir des messages directs des maîtres. Pendant une méditation, le praticien peut avoir à portée de main du papier et un stylo, permettant aux mots de couler sans filtrer ni analyser. Ce processus fournit non seulement des orientations claires, mais agit également comme un enregistrement tangible de l'interaction avec les maîtres.

Le travail avec les maîtres ne se limite pas à la réception de messages, il inclut également la collaboration dans les pratiques de guérison. Pendant une séance, le praticien peut invoquer les maîtres pour qu'ils canalisent l'énergie vers le receveur ou guident la direction de la séance. Cette collaboration non seulement potentialise la guérison, mais élève également la vibration du praticien et renforce sa confiance en ses capacités.

Il est important que le praticien développe son discernement dans le travail avec les maîtres. Bien que ces guides opèrent à partir de fréquences élevées, le praticien doit faire confiance à son intuition pour s'assurer que la connexion se fait avec des êtres alignés sur l'amour et la lumière. Les Arcturiens enseignent que tout message ou énergie qui génère de la peur, de la confusion ou du doute ne provient pas d'un vrai maître et doit être libéré avec gratitude et fermeté.

À la fin d'une pratique, il est essentiel d'exprimer sa gratitude aux maîtres pour leur guidance et leur soutien. Cet acte non seulement renforce la connexion vibratoire, mais maintient également un flux d'énergie équilibré entre le praticien et les guides. De plus, clôturer consciemment la séance garantit que le praticien retourne à son état physique complètement présent et connecté à la terre.

Les bienfaits du travail avec les maîtres sont profonds et multiples. En plus de recevoir des orientations et une guérison, le praticien développe une connexion plus profonde avec son propre être supérieur et avec les dimensions supérieures. Ce travail renforce également la confiance, la clarté et la capacité du praticien à agir comme un canal conscient de lumière et d'amour.

Les Arcturiens nous rappellent que le travail avec les maîtres est une expression de l'interconnexion universelle. En collaborant avec ces guides, le praticien non seulement élève sa propre vibration, mais contribue également à l'équilibre et à l'évolution du champ énergétique collectif. Ce processus est un rappel que nous ne sommes jamais seuls sur notre chemin, mais que nous sommes toujours entourés d'êtres qui souhaitent nous soutenir et nous guider vers notre expression la plus élevée.

Le travail avec les maîtres est une invitation à explorer la profondeur de notre connexion spirituelle et à nous souvenir de notre capacité à interagir avec l'univers à partir d'un lieu d'amour, de confiance et de clarté. Grâce à cette pratique, le praticien non seulement transforme sa propre expérience, mais devient également un phare de lumière pour ceux qui l'entourent, rayonnant les fréquences les plus élevées d'harmonie et de guérison.

Les symboles arcturiens sont des portails vibratoires qui connectent le praticien aux énergies supérieures, facilitant la guérison, l'harmonisation et l'expansion spirituelle. Ces motifs sacrés, transmis depuis les dimensions élevées, contiennent non seulement des fréquences spécifiques, mais agissent également comme des cartes énergétiques qui guident le flux d'énergie dans le système du receveur. Dans le système de guérison holistique arcturien, l'utilisation consciente de ces symboles permet de débloquer des potentiels latents, de transmuter les densités et de renforcer la connexion avec les dimensions supérieures.

Les Arcturiens enseignent que chaque symbole a une signature énergétique unique, conçue pour interagir avec des aspects spécifiques du champ énergétique humain. Certains symboles favorisent le nettoyage et la protection, tandis que d'autres activent le corps de lumière, équilibrent les chakras ou renforcent la connexion avec l'être supérieur. En travaillant avec ces symboles, le praticien non seulement canalise les énergies associées, mais élève également sa propre vibration en s'alignant sur les fréquences supérieures qu'ils représentent.

La première étape pour travailler avec les symboles arcturiens est de se familiariser avec leur énergie et leur signification. Bien que certains symboles puissent être transmis par le biais d'enseignements spécifiques, de nombreux praticiens découvrent de nouveaux motifs intuitivement lors de méditations ou de canalisations. Il est essentiel d'aborder ce processus avec ouverture et respect, en reconnaissant que chaque symbole est un outil sacré qui doit être utilisé avec une intention claire et alignée sur le plus grand bien.

L'activation d'un symbole est essentielle pour débloquer son potentiel vibratoire. Cela peut être fait en visualisant le symbole flottant devant le praticien ou en le traçant avec les mains dans l'air. Lors de l'activation, le praticien établit une intention claire qui guide le but du symbole, telle que "Ce symbole active l'harmonisation de mon champ énergétique" ou "Ce motif renforce ma connexion avec les dimensions supérieures".

Pendant une séance de guérison, les symboles peuvent être appliqués directement sur le champ énergétique du receveur. Par exemple, un symbole de nettoyage peut être visualisé sur le chakra racine pour libérer les blocages, tandis qu'un motif d'activation peut être placé sur le troisième œil pour stimuler l'intuition. Les Arcturiens enseignent que l'intention du praticien, combinée à l'énergie du symbole, est ce qui crée l'impact vibratoire sur le receveur.

L'utilisation de symboles en combinaison avec d'autres outils, tels que les cristaux ou le son, amplifie leur efficacité. Par exemple, un symbole de protection peut être tracé tout en utilisant un quartz transparent pour sceller le champ énergétique du receveur, ou un motif d'activation peut être combiné au son d'un bol tibétain pour potentialiser sa résonance. Ces combinaisons non seulement intensifient le flux d'énergie, mais créent également une expérience de guérison plus complète et harmonieuse.

Les symboles peuvent également être intégrés dans les méditations et les visualisations. Pendant une pratique méditative, le praticien peut s'imaginer entouré d'un motif géométrique spécifique, permettant à son énergie d'imprégner tout son champ énergétique. Cette visualisation non seulement renforce la connexion avec les fréquences supérieures, mais agit également comme un nettoyage et une harmonisation profonde du système.

Dans la guérison des espaces, les symboles arcturiens sont des outils précieux pour élever la vibration d'un environnement. Un praticien peut tracer un symbole de nettoyage dans les coins d'une pièce, ou placer des représentations physiques des motifs à des points stratégiques pour maintenir l'équilibre énergétique. Cette pratique est particulièrement utile dans les lieux où l'on perçoit des énergies denses ou des déséquilibres fréquents.

L'utilisation de symboles ne se limite pas au travail direct avec l'énergie. Ils peuvent également être incorporés dans l'art, l'écriture ou comme partie intégrante d'autels et d'espaces sacrés. Par exemple, un praticien peut dessiner un symbole dans un journal dans le cadre d'une intention spécifique, ou l'utiliser comme un talisman à porter sur soi pendant la journée. Ces actes simples maintiennent le praticien connecté aux fréquences du symbole et renforcent son impact dans la vie quotidienne.

La création intuitive de nouveaux symboles est une pratique avancée dans le système arcturien. Les praticiens qui ont développé une connexion profonde avec les dimensions supérieures peuvent recevoir des motifs uniques lors de méditations ou de canalisations. Ces symboles, bien que personnels dans leur origine, contiennent des fréquences universelles qui peuvent être partagées et appliquées dans des contextes de guérison ou de développement spirituel.

Il est important de se rappeler que le travail avec les symboles arcturiens exige respect et responsabilité. Les Arcturiens enseignent que ces motifs ne sont pas des outils pour manipuler ou imposer des énergies, mais des moyens de collaborer avec les fréquences supérieures au bénéfice du praticien et du collectif. Les utiliser avec une intention pure et éthique garantit que leur impact soit positif et transformateur.

L'impact des symboles arcturiens est profond et multiple. En travaillant avec eux, le praticien non seulement accède à des niveaux élevés de guérison et de connexion spirituelle, mais contribue également à l'équilibre énergétique de l'environnement et au bien-être collectif. Ces motifs agissent comme des rappels tangibles de l'interconnexion universelle et du potentiel vibratoire qui réside en chaque être.

Les Arcturiens nous rappellent que les symboles ne sont pas seulement des outils externes, mais également des représentations d'énergies qui existent déjà en nous. En travaillant avec ces motifs, le praticien non seulement canalise des fréquences supérieures, mais active également des aspects latents de sa propre énergie, se souvenant de sa capacité innée à guérir, transformer et manifester l'harmonie.

Le travail avec les symboles arcturiens est une invitation à explorer les profondeurs de l'univers vibratoire et à découvrir de nouvelles façons de collaborer avec les énergies supérieures. Grâce à cette pratique, le praticien non seulement élève sa propre vibration, mais devient également un pont entre les dimensions, rayonnant lumière et équilibre vers le monde qui l'entoure.

Chapitre 19
Reconstruction de l'ADN Énergétique et Guérison Ancestrale

La reconstruction de l'ADN énergétique est une pratique avancée du système holistique de guérison arcturien qui vise à restaurer et à activer les fréquences les plus élevées encodées dans l'ADN subtil. Cet ADN ne se réfère pas uniquement à la structure physique que nous connaissons, mais à un modèle énergétique qui contient la mémoire et le potentiel vibratoire de notre essence multidimensionnelle. Les Arcturiens enseignent qu'en travaillant avec l'ADN énergétique, il est possible de libérer des blocages profonds, d'activer des capacités latentes et d'aligner le praticien avec son but supérieur.

L'ADN énergétique est un pont entre le corps physique et les dimensions supérieures, une matrice qui conserve des informations non seulement de cette vie, mais aussi des vies passées, des lignes de temps parallèles et du potentiel futur de l'être. Cependant, des facteurs tels que les traumatismes, les croyances limitantes et les énergies denses peuvent déformer ce modèle, l'empêchant de se manifester pleinement. La reconstruction de l'ADN énergétique permet d'éliminer ces distorsions, de restaurer sa vibration originelle et de débloquer des niveaux supérieurs de conscience et de guérison.

La première étape de cette pratique consiste à se connecter consciemment à l'ADN énergétique. Cela commence par une méditation guidée dans laquelle le praticien visualise une hélice de lumière dorée qui représente son ADN énergétique. Au fur et à mesure qu'il se concentre sur cette image, il peut imaginer que la lumière commence à s'étendre, enveloppant tout son champ énergétique et éveillant les fréquences latentes.

La respiration consciente est un outil fondamental pour travailler avec l'ADN énergétique. Pendant la pratique, le praticien peut inspirer profondément, en imaginant que la lumière dorée s'écoule dans son système, nettoyant et revitalisant chaque fibre de son ADN énergétique. En expirant, il peut visualiser qu'il libère toute énergie ou tout modèle qui déforme ce flux vibratoire. Ce cycle de respiration non seulement renforce la connexion, mais active également le processus de reconstruction.

L'utilisation des fréquences arcturiennes est essentielle dans cette pratique. Les Arcturiens enseignent que certaines vibrations, comme la lumière violette et dorée, résonnent directement avec l'ADN énergétique, facilitant sa réparation et son activation. Lors d'une séance, le praticien peut visualiser un rayon de lumière arcturienne s'écoulant dans son ADN, réparant toute interruption de son modèle énergétique et activant son potentiel le plus élevé.

La géométrie sacrée joue également un rôle fondamental dans la reconstruction de l'ADN énergétique. Des modèles tels que la Fleur de Vie ou le Cube de Metatron peuvent être visualisés en rotation autour de l'hélice énergétique, stabilisant sa structure et l'alignant avec les fréquences supérieures. Ces modèles agissent comme des matrices de perfection qui guident le flux énergétique vers un état idéal.

Les sons et les mantras spécifiques sont des outils vibratoires qui amplifient l'impact de cette pratique. Le chant de tonalités sacrées, telles que "RA" ou "OM", ou l'utilisation de bols de cristal à hautes fréquences, génère une résonance qui pénètre profondément dans le système de l'ADN énergétique. Ces sons non seulement nettoient les distorsions, mais éveillent également des codes dormants qui contiennent la sagesse ancestrale et les capacités spirituelles.

Le travail avec les cristaux est un autre élément important. Des cristaux tels que la sélénite, le quartz transparent et la labradorite résonnent directement avec les fréquences de l'ADN énergétique. Lors d'une séance, le praticien peut placer ces cristaux sur des points stratégiques du corps, comme le chakra coronal ou le plexus solaire, pour amplifier le flux énergétique et stabiliser le processus de reconstruction.

L'écriture canalisée peut également être utile pour travailler avec l'ADN énergétique. Pendant une méditation, le praticien peut laisser couler des mots ou des symboles qui représentent les schémas vibratoires de son ADN. Écrire ces messages permet non seulement d'intégrer le processus, mais sert également de rappel tangible des énergies activées.

La reconstruction de l'ADN énergétique n'est pas un processus immédiat, mais un cheminement progressif qui demande patience et dévouement. Les Arcturiens soulignent que chaque pratique approfondit la connexion avec le modèle énergétique, libérant des couches de densité et activant de nouvelles fréquences. Ce travail peut entraîner des changements significatifs dans la perception, l'intuition et le bien-être général du praticien.

De plus, ce processus a un impact qui va au-delà de l'individu. À mesure que le praticien reconstruit et active son ADN énergétique, il rayonne des fréquences plus élevées dans son environnement, contribuant à l'équilibre collectif et au bien-être planétaire. Ce travail est un rappel que la transformation personnelle et l'évolution collective sont intrinsèquement liées.

L'intégration est une partie cruciale de cette pratique. Après avoir travaillé avec l'ADN énergétique, le praticien doit prendre le temps de se reposer, de s'hydrater et de se connecter à la Terre. Cela garantit que les nouvelles fréquences s'installent harmonieusement dans son système et que le processus d'activation se poursuive même après la séance.

La reconstruction de l'ADN énergétique est une invitation à se souvenir de notre vraie nature en tant qu'êtres multidimensionnels et à accéder à notre potentiel illimité. Grâce à cette pratique, le praticien non seulement transforme sa propre expérience, mais contribue également à la création d'un monde plus harmonieux et vibrant, en alignement avec les fréquences supérieures de l'univers.

Les Arcturiens nous rappellent que travailler avec l'ADN énergétique est un acte d'amour et d'auto-découverte. Chaque fibre énergétique activée est un pas vers une plus grande connexion avec le soi supérieur et avec le flux universel. Cette pratique, profondément transformatrice, est un chemin vers la plénitude, la guérison et l'expansion spirituelle.

La guérison ancestrale est une pratique puissante du système holistique de guérison arcturien qui aborde les schémas énergétiques et émotionnels hérités à travers les générations. Les Arcturiens enseignent que les expériences, les croyances et les traumatismes de nos ancêtres non seulement persistent dans la mémoire génétique, mais aussi dans les champs énergétiques de leurs descendants, influençant leur bien-être physique, émotionnel et spirituel. La guérison de ces énergies héritées non seulement libère l'individu, mais transforme également toute la lignée et contribue à l'équilibre collectif.

Le fondement de la guérison ancestrale réside dans l'interconnexion des âmes au sein d'une lignée. Chaque membre d'une lignée partage un champ énergétique commun qui contient à la fois la sagesse et les dons, ainsi que les blessures et les blocages. Ces énergies peuvent se manifester comme des schémas répétitifs dans les relations, la santé ou les circonstances de la vie, signalant la nécessité de guérir et de libérer.

La première étape de cette pratique consiste à reconnaître et à honorer la connexion avec les ancêtres. Avant de commencer tout travail énergétique, le praticien peut prendre un moment pour exprimer sa gratitude envers ses ancêtres, en reconnaissant leurs sacrifices, leurs réalisations et leur influence sur sa propre existence. Cet acte de respect crée un espace sacré pour la guérison et renforce l'intention de travailler en alignement avec le plus grand bien de toute la lignée.

La méditation est un outil clé pour se connecter aux énergies ancestrales. Pendant une pratique méditative, le praticien peut visualiser une chaîne de lumière qui s'étend en arrière dans le temps, représentant chacun de ses ancêtres. Au fur et à mesure qu'il se concentre sur cette chaîne, il peut invoquer les guides arcturiens pour qu'ils l'accompagnent dans le processus, en lui apportant clarté, protection et soutien énergétique.

L'utilisation de symboles arcturiens spécifiques amplifie la guérison ancestrale. Par exemple, un symbole de libération peut être visualisé flottant au-dessus de la chaîne ancestrale, dissolvant les schémas denses et permettant au flux d'énergie de revenir à son état naturel. Ces symboles non seulement nettoient les énergies héritées, mais activent également des fréquences qui renforcent les aspects positifs de la lignée.

Le travail avec la fréquence vibratoire est une autre technique fondamentale. Pendant une séance, le praticien peut imaginer qu'un rayon de lumière dorée s'écoule des dimensions supérieures vers la chaîne ancestrale, nettoyant les blocages et rétablissant l'équilibre. Cette lumière agit comme un catalyseur, transmutant les énergies denses en vibrations élevées et harmonieuses.

L'écriture introspective peut également être un outil utile pour explorer les schémas ancestraux. En réfléchissant à des questions telles que "Quels schémas j'observe dans ma famille que je souhaite transformer ?" ou "Quel héritage émotionnel je sens que je porte ?", le praticien peut identifier des domaines spécifiques qui nécessitent une attention particulière. Cette pratique non seulement apporte de la clarté, mais ouvre également un canal de communication avec les énergies ancestrales.

Les cristaux sont des alliés puissants dans la guérison ancestrale. Des pierres comme l'améthyste, l'obsidienne et la labradorite résonnent avec des fréquences qui aident à libérer les schémas hérités et à protéger le champ énergétique du praticien. Pendant une séance, ces cristaux peuvent être placés sur le chakra racine ou sur un autel dédié aux ancêtres, amplifiant l'impact de la pratique.

Le son est un autre outil vibratoire qui facilite la guérison ancestrale. Chanter des mantras, utiliser des tambours ou jouer des bols tibétains génère des fréquences qui résonnent profondément avec les énergies héritées, aidant à libérer les blocages et à restaurer l'équilibre. Par exemple, le tambour, avec son rythme constant, peut agir comme un pont vibratoire qui relie le praticien aux racines de sa lignée.

Le pardon est un élément essentiel de la guérison ancestrale. Bon nombre des schémas hérités sont liés à des blessures émotionnelles qui doivent être libérées. Pendant une séance, le praticien peut se visualiser en train d'envoyer de la lumière et de la compassion aux ancêtres associés à ces blessures, en exprimant des intentions de pardon et de libération. Cet acte non seulement allège le poids de la lignée, mais libère également le praticien des charges énergétiques associées.

L'intégration des dons ancestraux est tout aussi importante que la libération des schémas denses. Les Arcturiens enseignent que chaque lignée possède une sagesse, des forces et des qualités uniques qui peuvent être activées et honorées. Pendant une méditation, le praticien peut visualiser qu'il reçoit ces énergies positives, les intégrant dans son champ énergétique comme une ressource pour sa vie quotidienne.

La guérison ancestrale non seulement profite au praticien, mais rayonne également sur les générations futures. En libérant les schémas hérités, le praticien interrompt les cycles énergétiques dysfonctionnels, créant un espace pour que ses descendants vivent dans un plus grand équilibre et une plus grande harmonie. Ce travail est un cadeau pour toute la lignée, un acte de service qui transcende le temps et l'espace.

Les Arcturiens nous rappellent que la guérison ancestrale est un processus continu, un chemin de libération et de connexion qui demande patience et compassion. Chaque pratique approfondit la relation du praticien avec sa lignée et renforce sa connexion avec les énergies universelles.

En fin de compte, la guérison ancestrale est un acte d'amour et de réconciliation, une opportunité de transformer les énergies héritées en une source de force et de sagesse. Grâce à cette pratique, le praticien non seulement honore ses ancêtres, mais devient également un pont entre le passé et l'avenir, rayonnant la lumière et l'équilibre à toutes les générations de sa lignée.

Chapitre 20
Son et Guérison du Cœur

Le son est l'un des outils les plus puissants du système holistique de guérison arcturien, un véhicule vibratoire capable de pénétrer profondément dans le champ énergétique et de le reconfigurer au niveau cellulaire et multidimensionnel. L'intégration du son dans les pratiques de guérison permet de débloquer l'énergie stagnante, de restaurer l'équilibre vibratoire et de faciliter les connexions avec les fréquences supérieures. Les Arcturiens enseignent que le son, lorsqu'il est utilisé avec une intention consciente, est un pont direct vers la guérison et la transformation.

Chaque son génère une vibration qui interagit avec le corps physique, émotionnel et énergétique. Les fréquences harmoniques ont le pouvoir de dissoudre les blocages, d'activer les centres énergétiques et d'aligner le praticien avec son être supérieur. Cette capacité unique fait du son un outil polyvalent et efficace à chaque étape du processus de guérison.

La première étape pour travailler avec le son est de comprendre son impact sur le système énergétique. Les sons graves et profonds, comme ceux générés par les tambours ou les grands bols tibétains, résonnent avec les chakras inférieurs, favorisant l'ancrage et la stabilité.

D'autre part, les sons plus aigus, comme ceux produits par les bols de cristal ou les cloches, stimulent les chakras supérieurs, facilitant la clarté mentale et l'expansion spirituelle.

La respiration est un élément clé de l'intégration du son. Avant d'utiliser un outil vibratoire, le praticien peut effectuer des respirations profondes pour se connecter à son propre flux énergétique. En inspirant, il peut imaginer que le son commence à résonner dans son champ, préparant son système à recevoir les fréquences. En expirant, il peut visualiser la libération des blocages ou des tensions, permettant au son de travailler plus efficacement.

L'un des outils les plus courants dans la guérison par le son est l'utilisation de bols tibétains et de cristal. Ces instruments génèrent des sons purs qui pénètrent profondément dans le corps et le champ énergétique, favorisant un état de relaxation et d'équilibre. Lors d'une séance, le praticien peut faire sonner un bol près du receveur, permettant aux ondes sonores d'interagir directement avec son système énergétique.

Le chant de mantras est une autre technique puissante pour intégrer le son dans la guérison. Les mantras sont des formules vibrationnelles qui contiennent des fréquences spécifiques destinées à harmoniser le système énergétique. Par exemple, le mantra « OM » résonne avec la fréquence universelle, créant une sensation d'unité et de connexion. En répétant un mantra, le praticien travaille non seulement avec le son extérieur, mais aussi avec la vibration interne de sa propre voix, amplifiant son impact.

Le tambour chamanique est un outil ancestral qui est également utilisé dans les pratiques arcturiennes. Son rythme constant et profond résonne avec les battements du cœur, créant un effet stabilisateur sur le champ énergétique. Lors d'une séance, le tambour peut être joué près de zones spécifiques du corps ou selon un motif rythmique qui invite l'énergie à se déplacer et à circuler.

L'utilisation de diapasons est une technique plus précise dans la guérison par le son. Ces instruments génèrent des fréquences spécifiques qui peuvent être appliquées directement sur des points énergétiques ou des chakras. Par exemple, un diapason accordé à une fréquence liée au chakra du cœur peut être placé sur ce centre, permettant à la vibration de pénétrer profondément et de favoriser son équilibre.

La musique à haute fréquence est un autre outil utile pour intégrer le son dans les pratiques de guérison. Les morceaux conçus avec des fréquences telles que 432 Hz ou 528 Hz ont des propriétés spécifiques qui facilitent la relaxation, l'harmonisation et la guérison. Ces fréquences peuvent être diffusées en arrière-plan pendant une séance ou écoutées lors de méditations personnelles pour renforcer la connexion avec les énergies supérieures.

Le son n'agit pas seulement sur le receveur, mais aussi sur l'espace où la pratique est réalisée. Les Arcturiens enseignent que le son nettoie et élève la vibration de l'environnement, créant un espace sacré où les énergies peuvent circuler librement. Faire sonner des instruments tels que des cloches ou des carillons dans les coins d'une pièce est un moyen efficace de préparer l'espace avant une séance de guérison.

L'intégration du son dans les visualisations amplifie son impact vibratoire. Lors d'une méditation, le praticien peut imaginer un motif géométrique sacré, comme la Fleur de Vie, vibrant au rythme d'un son spécifique. Cette combinaison non seulement intensifie l'expérience, mais potentialise également l'harmonisation et l'activation du champ énergétique.

L'utilisation du son dans la guérison ne se limite pas aux instruments ou aux techniques externes. La voix du praticien est un outil puissant en soi, capable de canaliser des fréquences élevées vers le receveur. Les Arcturiens enseignent que chanter, fredonner ou même émettre des sons intuitifs pendant une séance agit comme un canal direct des énergies supérieures, s'adaptant aux besoins spécifiques du receveur.

L'intégration du son dans les pratiques de guérison nécessite également une clôture consciente. Après avoir travaillé avec des fréquences intenses, le praticien peut jouer d'un instrument doux ou chanter un mantra apaisant pour stabiliser le champ énergétique du receveur. Cet acte non seulement assure une transition harmonieuse, mais scelle également les énergies travaillées, permettant aux effets de la guérison de s'intégrer de manière profonde et durable.

Le son est une expression vibratoire de l'univers, un rappel de notre connexion avec tout ce qui existe. En l'intégrant dans les pratiques de guérison, le praticien non seulement transforme son propre champ énergétique, mais contribue également à l'équilibre et à l'harmonie du collectif. Cet outil vibratoire, utilisé avec intention et conscience, est un chemin vers la guérison et l'ascension.

Le cœur est le centre énergétique où convergent les dimensions physique, émotionnelle, mentale et spirituelle. C'est le lieu où réside la capacité de ressentir l'amour inconditionnel, la compassion et la connexion avec tout ce qui existe. Dans le système holistique de guérison arcturien, la guérison du cœur est une pratique centrale qui permet de libérer les blocages émotionnels, de restaurer l'harmonie intérieure et de débloquer le flux naturel d'énergie dans le champ vibratoire.

Les Arcturiens enseignent que le chakra du cœur, ou Anahata, agit comme un pont entre les chakras inférieurs, qui se concentrent sur la connexion à la Terre et aux besoins physiques, et les chakras supérieurs, qui favorisent l'expansion spirituelle et la connexion aux dimensions supérieures. Pour cette raison, la guérison du cœur non seulement transforme le bien-être émotionnel, mais renforce également l'équilibre et l'alignement énergétique à tous les niveaux.

La première étape de la guérison du cœur est de créer un espace sécurisé pour l'exploration et la libération émotionnelle. Cela peut être réalisé grâce à des pratiques de préparation, comme le nettoyage du champ énergétique, l'utilisation de cristaux spécifiques et la création d'un environnement calme et harmonieux. Les Arcturiens recommandent des éléments tels que le quartz rose, les bougies à lumière chaude et la musique douce pour élever la vibration de l'espace.

L'auto-observation consciente est un outil clé pour identifier les blocages émotionnels associés au cœur. Le praticien peut réfléchir aux schémas récurrents de tristesse, de peur ou de ressentiment qui peuvent affecter sa capacité à donner et à recevoir de l'amour. Ces émotions, bien que souvent douloureuses, sont des portes vers la transformation et la libération.

Une technique essentielle pour travailler avec le cœur est la respiration consciente dirigée vers le centre de la poitrine. Au cours de cette pratique, le praticien peut imaginer que chaque inspiration apporte une lumière verte ou rose au chakra du cœur, le remplissant d'énergie vibrante et guérissante. À chaque expiration, il peut visualiser la libération de toute densité ou blocage, permettant au flux énergétique de se rétablir.

L'utilisation des fréquences arcturiennes est fondamentale dans la guérison du cœur. Lors d'une méditation, le praticien peut visualiser un rayon de lumière dorée ou émeraude descendant des dimensions supérieures vers son chakra du cœur. Cette lumière travaille à dissoudre les blocages émotionnels, à guérir les blessures profondes et à activer le potentiel de l'amour inconditionnel.

Les symboles sacrés sont également des outils puissants pour la guérison du cœur. Des motifs comme la Fleur de Vie ou le Cœur Sacré peuvent être visualisés en rotation douce au centre de la poitrine, équilibrant et harmonisant les énergies. Les Arcturiens enseignent que ces symboles agissent comme des portails vibrationnels, amplifiant l'impact des fréquences supérieures sur le cœur.

Le son est un autre outil vibratoire qui résonne profondément avec le cœur. Les mantras, comme « YAM », associé au chakra du cœur, ou des sons spécifiques générés par des bols tibétains ou de cristal, peuvent être utilisés lors d'une séance de guérison. Ces sons non seulement débloquent les énergies stagnantes, mais invitent également la vibration de l'amour et de la compassion à circuler librement.

La visualisation créative est une technique transformatrice dans ce travail. Lors d'une méditation, le praticien peut imaginer un jardin intérieur dans son cœur, rempli de lumière et de couleurs vibrantes. Il peut visualiser comment cet espace s'épanouit à chaque respiration, représentant l'expansion de l'amour et la guérison intérieure. Ce processus non seulement renforce la connexion avec le cœur, mais procure également une sensation de paix et de plénitude.

Le pardon est un élément essentiel de la guérison du cœur. Beaucoup de blessures émotionnelles sont liées à des événements passés ou à des relations difficiles. Lors d'une séance, le praticien peut visualiser l'envoi de lumière et de compassion à ces expériences, les libérant de son champ énergétique. Cet acte n'implique pas de justifier les actions passées, mais de libérer leur impact émotionnel pour restaurer l'équilibre intérieur.

Le contact physique conscient peut également soutenir la guérison du cœur. Placer une main sur le centre de la poitrine tout en répétant des affirmations telles que « Je suis ouvert à l'amour inconditionnel » ou « Mon cœur est en équilibre et en harmonie » amplifie la connexion avec ce centre énergétique. Ce geste simple agit comme un rappel tangible de l'intention de guérir et de renforcer le cœur.

Le travail avec le cœur ne profite pas seulement au praticien, mais rayonne également sur son environnement. Les Arcturiens enseignent qu'un cœur ouvert et équilibré émet une vibration élevée qui influence positivement son entourage, créant un effet de guérison collective. Cet impact se fait sentir non seulement dans les relations personnelles, mais aussi dans l'équilibre énergétique du collectif.

L'intégration est une étape cruciale de la guérison du cœur. Après avoir travaillé avec ce centre énergétique, le praticien doit prendre le temps de réfléchir, de se reposer et de permettre aux nouvelles énergies de s'installer. Les pratiques d'ancrage, comme marcher pieds nus ou méditer en contact avec la nature, aident à stabiliser le flux énergétique et à intégrer la guérison dans la vie quotidienne.

La guérison du cœur est un voyage continu, une invitation à explorer et à embrasser l'essence de l'amour inconditionnel qui réside en chaque être. Les Arcturiens nous rappellent que ce travail non seulement transforme l'expérience personnelle, mais contribue également à l'équilibre et à l'harmonie du monde.

Le cœur, en tant que centre de connexion et de compassion, est un rappel de notre nature la plus pure et divine. En guérissant et en activant ce centre énergétique, le praticien non seulement libère son potentiel intérieur, mais rayonne également de la lumière et de l'amour sur tout ce qui l'entoure, créant un impact profond et durable à tous les niveaux de l'existence.

Chapitre 21
Alignement Cosmique et Guérison Animale

L'alignement planétaire est un concept fondamental au sein du système holistique de guérison arcturien, qui explore la relation entre les cycles planétaires et le bien-être énergétique personnel. Les Arcturiens enseignent que les corps célestes émettent des fréquences spécifiques qui influencent non seulement l'environnement physique, mais aussi le champ vibratoire des êtres humains. En travaillant consciemment avec ces énergies, le praticien peut s'harmoniser avec les rythmes universels, restaurer son équilibre interne et potentialiser sa connexion avec les dimensions supérieures.

Les cycles planétaires ne sont pas seulement des événements astronomiques; ils représentent des mouvements énergétiques qui affectent la conscience collective et personnelle. Par exemple, la Lune, avec son influence cyclique, a un impact direct sur les émotions, tandis que les transits de planètes comme Jupiter ou Saturne peuvent symboliser des expansions ou des défis dans des domaines spécifiques de la vie. Comprendre ces dynamiques permet au praticien d'aligner son énergie avec ces flux cosmiques, en tirant parti de leur potentiel pour la guérison et la croissance spirituelle.

La première étape de l'alignement planétaire est l'observation consciente des cycles célestes. Cela inclut d'être attentif à des événements tels que les pleines lunes, les éclipses, les équinoxes, les solstices et les transits planétaires importants. Chacun de ces événements a un impact énergétique unique, qui peut être utilisé pour méditer, manifester des intentions ou libérer des blocages émotionnels.

La connexion avec la Lune est particulièrement puissante dans cette pratique. Pendant la pleine lune, le praticien peut effectuer des rituels de libération, en relâchant les énergies denses ou les schémas limitants qui ne lui servent plus. En revanche, la nouvelle lune est un moment idéal pour établir des intentions et semer de nouvelles idées. Visualiser la lumière de la Lune entrant dans le champ énergétique du praticien peut amplifier ces pratiques, en harmonisant les énergies internes avec les fréquences lunaires.

Le Soleil, en tant que source principale d'énergie, joue également un rôle crucial dans l'alignement planétaire. Pendant les solstices et les équinoxes, les praticiens peuvent travailler avec l'énergie du Soleil pour équilibrer leur champ énergétique. Par exemple, au solstice d'été, on peut canaliser les fréquences solaires pour potentialiser la vitalité et la croissance, tandis qu'au solstice d'hiver, l'introspection et la restauration énergétique sont au centre de l'attention.

La respiration consciente et la méditation sont des outils clés pour travailler avec les énergies planétaires. Pendant une séance, le praticien peut visualiser un rayon de lumière qui relie son corps à la planète ou au cycle céleste correspondant. Par exemple, lors d'un transit de Vénus, il peut imaginer une lumière verte ou rose, associée à l'amour et à la connexion, qui circule vers son chakra du cœur. Cette pratique non seulement aligne l'énergie du praticien sur les fréquences planétaires, mais active également le potentiel transformateur de ces influences.

L'utilisation de la géométrie sacrée amplifie l'alignement avec les cycles célestes. Pendant une pratique, le praticien peut visualiser des motifs géométriques tels que la Fleur de Vie ou le Merkaba tournant autour de son corps, se synchronisant avec les énergies planétaires. Ces motifs non seulement équilibrent le champ énergétique, mais créent également un pont vibratoire vers les rythmes universels.

Les cristaux sont également des alliés précieux dans l'alignement planétaire. Des pierres telles que la labradorite, l'améthyste et le quartz citrine résonnent avec des énergies célestes spécifiques et peuvent être utilisées pour amplifier la connexion avec les cycles planétaires. Placer un cristal sous la lumière de la pleine lune ou près du praticien pendant une méditation potentialise sa vibration et facilite l'harmonisation avec les énergies cosmiques.

Le son est un autre outil puissant pour travailler avec l'alignement planétaire. Les bols tibétains, les diapasons ou même le chant de mantras spécifiques génèrent des fréquences qui résonnent avec les énergies célestes. Par exemple, pendant une éclipse, jouer d'un bol tibétain peut aider à stabiliser le champ énergétique, permettant au praticien d'intégrer les transformations associées à cet événement.

L'écriture intuitive et la réflexion sont également des pratiques utiles pendant les cycles planétaires. En écrivant sur les énergies perçues lors d'un événement céleste ou sur les intentions qu'il souhaite manifester, le praticien ancre ces énergies dans son expérience consciente. Cette pratique non seulement renforce la connexion avec les rythmes planétaires, mais apporte également clarté et objectif.

L'alignement planétaire a un impact profond sur le bien-être personnel et collectif. En s'harmonisant avec les rythmes cosmiques, le praticien non seulement expérimente une plus grande harmonie intérieure, mais contribue également à l'équilibre énergétique de son environnement. Ce travail est un rappel de l'interconnexion entre l'être humain et l'univers, une invitation à co-créer avec les forces cosmiques pour le bien-être et l'expansion spirituelle.

Les Arcturiens enseignent que l'alignement planétaire est un acte d'équilibre et de collaboration avec l'univers. En comprenant et en travaillant avec ces énergies, le praticien non seulement renforce sa connexion avec le cosmos, mais accède également à un flux vibratoire qui soutient son évolution personnelle et collective.

Ce travail non seulement transforme le praticien, mais le place également en synchronisation avec un but plus élevé, lui rappelant qu'il fait partie intégrante d'un vaste et dynamique tissu universel. L'alignement planétaire est un chemin vers l'harmonie, la plénitude et l'expansion spirituelle, une pratique qui relie le praticien aux rythmes éternels du cosmos.

La guérison animale est une pratique profondément connectée aux fréquences arcturiennes, conçue pour harmoniser et restaurer l'équilibre énergétique des êtres qui partagent le monde avec nous. Les Arcturiens enseignent que les animaux sont des récepteurs et des émetteurs naturels d'énergie, et que leur champ vibratoire est étroitement lié à celui des humains et à la Terre elle-même. Travailler avec eux dans une perspective de guérison non seulement profite à leur bien-être, mais renforce également la connexion spirituelle entre les espèces.

Les animaux, tout comme les humains, ont des champs énergétiques qui peuvent se déséquilibrer en raison de facteurs externes tels que le stress, l'environnement ou les maladies physiques. Cependant, leur sensibilité naturelle aux énergies leur permet de répondre rapidement aux techniques de guérison, en particulier celles qui utilisent des fréquences élevées comme celles des Arcturiens.

La première étape de la guérison animale est la préparation de l'espace énergétique. Créer un environnement calme, sûr et sans distractions est essentiel pour que l'animal se sente à l'aise et ouvert à recevoir de l'énergie. L'utilisation d'outils tels que la musique douce, des cristaux harmonisants comme le quartz rose, ou même des arômes naturels comme la lavande peut aider à élever la vibration de l'environnement.

La connexion intuitive est essentielle dans cette pratique. Avant de commencer, le praticien doit prendre un moment pour s'harmoniser avec l'énergie de l'animal, en observant son langage corporel, sa respiration et ses comportements. Cet acte non seulement établit un lien de confiance, mais permet également au praticien d'identifier les zones spécifiques qui nécessitent une attention énergétique.

L'utilisation des mains est une technique clé dans la guérison animale. Le praticien peut placer ses mains à une distance confortable du corps de l'animal, permettant à l'énergie de circuler naturellement. Pendant ce processus, il peut visualiser un rayon de lumière dorée ou verte émanant de ses mains, enveloppant l'animal dans une bulle d'énergie curative. Il est important d'observer les réponses de l'animal, telles que les mouvements, la relaxation ou les changements de respiration, qui indiquent qu'il absorbe l'énergie.

Les fréquences arcturiennes sont particulièrement efficaces dans la guérison des animaux. Pendant une séance, le praticien peut invoquer ces énergies supérieures, en visualisant un flux de lumière vibrante qui se connecte au champ énergétique de l'animal. Cette lumière non seulement travaille à libérer les blocages ou les tensions, mais équilibre et renforce également son système énergétique.

Le son est un autre outil puissant dans cette pratique. Jouer doucement d'un bol tibétain ou chanter des tonalités apaisantes peut générer des vibrations qui résonnent avec le champ énergétique de l'animal, favorisant la relaxation et l'harmonisation. Par exemple, un chat peut répondre à une tonalité basse en ronronnant, tandis qu'un chien peut montrer des signes de calme et d'attention.

Les cristaux sont également des alliés importants dans la guérison animale. Le quartz rose, par exemple, résonne avec les énergies d'amour et de compassion, tandis que l'améthyste favorise la relaxation et la paix. Ces cristaux peuvent être placés près de l'animal ou tenus pendant une séance de guérison pour amplifier le flux énergétique.

La respiration consciente est une technique qui profite à la fois au praticien et à l'animal. Pendant une séance, le praticien peut inspirer profondément, en imaginant qu'il absorbe l'énergie curative des dimensions supérieures. En expirant, il peut visualiser que cette énergie circule vers l'animal, l'enveloppant dans un manteau de lumière vibrante. Ce flux rythmique de respiration renforce la connexion énergétique et amplifie l'impact de la guérison.

La visualisation est particulièrement utile lorsque l'on travaille avec des animaux timides ou qui ne sont pas à l'aise avec le contact physique. Dans ces cas, le praticien peut imaginer l'animal entouré d'une sphère de lumière dorée ou verte, permettant à l'énergie de circuler vers lui sans nécessiter d'interaction directe. Cette approche est efficace et respectueuse, en particulier pour les animaux secourus ou ayant des expériences traumatisantes antérieures.

La communication télépathique est une compétence avancée dans la guérison animale. Au fur et à mesure que le praticien développe son intuition, il peut percevoir des impressions ou des messages de l'animal, liés à ses besoins ou à ses émotions. Ces communications ne sont pas toujours verbales; elles sont souvent vécues comme des sensations, des images ou une connaissance intérieure. Cette connexion profonde non seulement facilite la guérison, mais renforce également le lien spirituel entre le praticien et l'animal.

L'intégration est une partie cruciale de ce processus. Après une séance de guérison, il est important de laisser à l'animal le temps de se reposer et de traiter les énergies travaillées. Les Arcturiens enseignent que la guérison animale ne montre pas toujours des résultats immédiats, mais les effets positifs continuent de s'intégrer dans son champ énergétique au fil du temps.

L'impact de cette pratique va au-delà du bien-être individuel de l'animal. En travaillant avec les énergies de ces êtres, le praticien contribue également à l'équilibre et à l'harmonie du champ énergétique collectif. Les animaux, en tant que gardiens naturels de la Terre, agissent comme des catalyseurs d'énergies élevées, et leur guérison profite à tout l'écosystème.

Les Arcturiens nous rappellent que travailler avec les animaux est un acte de service aimant, un rappel de la connexion sacrée entre toutes les formes de vie. Grâce à la guérison animale, le praticien non seulement favorise leur bien-être, mais participe également à la création d'un monde plus harmonieux, en alignement avec les fréquences supérieures.

Ce travail est une expression de compassion et de respect, une opportunité d'approfondir la relation entre les humains et les animaux tout en contribuant à l'équilibre énergétique universel. La guérison animale n'est pas seulement une technique; c'est un pont vers une compréhension plus profonde de l'interconnexion de toute vie dans le cosmos.

Chapitre 22
Protection et Libération Énergétique

La protection énergétique est une pratique essentielle au sein du système holistique de guérison arcturien, conçue pour préserver l'intégrité du champ vibratoire contre les influences externes susceptibles de perturber son équilibre naturel. Les Arcturiens enseignent que l'environnement, les interactions avec d'autres personnes et même certaines pensées et émotions peuvent générer des énergies denses qui affectent le bien-être physique, émotionnel et spirituel. La protection énergétique ne fait pas que défendre le champ énergétique du praticien, elle renforce également sa connexion aux fréquences supérieures.

Le champ énergétique humain est dynamique et en constante interaction avec l'environnement. Cependant, lorsque ce champ est exposé à des énergies discordantes, des fissures ou des blocages peuvent se former, diminuant sa vibration. La protection énergétique n'implique pas l'isolement, mais plutôt l'établissement de limites vibrationnelles conscientes qui permettent une interaction équilibrée avec l'environnement sans compromettre l'harmonie interne.

La première étape de la protection énergétique est le nettoyage du champ vibratoire. Cela peut être réalisé grâce à des techniques telles que la visualisation, la respiration consciente ou l'utilisation d'outils comme les cristaux et les herbes. Par exemple, un praticien peut imaginer une cascade de lumière dorée s'écoulant du sommet de sa tête jusqu'à ses pieds, nettoyant toute densité ou énergie discordante. Cet acte prépare le champ énergétique à recevoir la protection nécessaire.

La visualisation de boucliers énergétiques est une technique centrale dans cette pratique. Lors d'une méditation, le praticien peut s'imaginer entouré d'une sphère de lumière blanche ou dorée qui agit comme une barrière protectrice. Ce bouclier permet l'entrée d'énergies élevées tout en bloquant les influences denses ou négatives. Les Arcturiens recommandent de renforcer cette visualisation quotidiennement, en particulier avant d'entrer dans des environnements difficiles.

L'utilisation de symboles arcturiens amplifie la protection énergétique. Des symboles tels que le Tétraèdre Stellaire ou la Fleur de Vie peuvent être visualisés flottant autour du champ énergétique, le stabilisant et créant un bouclier vibratoire. Ces motifs protègent, harmonisent et renforcent l'énergie du praticien.

Les cristaux sont des outils précieux pour la protection énergétique. Des pierres comme la tourmaline noire, l'obsidienne et la labradorite ont des propriétés qui repoussent les énergies denses et scellent le champ énergétique. Placer un de ces cristaux dans sa poche, le porter en pendentif ou l'avoir sur son lieu de travail renforce la barrière protectrice du praticien.

Le son est une autre technique efficace pour la protection énergétique. Frapper une cloche tibétaine, utiliser des carillons ou chanter des mantras génère des vibrations qui nettoient et renforcent le champ énergétique. Par exemple, le mantra "OM" crée une résonance qui équilibre et protège l'énergie du praticien, créant un espace sûr et vibrant.

L'intention consciente est un élément essentiel de toute pratique de protection énergétique. Avant de commencer la journée ou de faire face à des situations énergétiquement difficiles, le praticien peut établir une intention claire, telle que "Je suis protégé par la lumière divine et mon énergie reste en équilibre". Cet acte d'intention dirige l'énergie du praticien et renforce sa connexion aux fréquences supérieures.

Le contact avec la nature est une autre façon de protéger et de renforcer le champ énergétique. Marcher pieds nus sur l'herbe, embrasser un arbre ou méditer en plein air aide à libérer les énergies discordantes et à se reconnecter au flux naturel de la Terre. Les Arcturiens enseignent que la Terre agit comme un stabilisateur vibratoire, absorbant les densités et rechargeant le champ énergétique du praticien.

La protection énergétique comprend également la gestion consciente des émotions et des pensées. Les schémas de peur, de colère ou d'anxiété génèrent des fissures dans le champ énergétique, le rendant plus vulnérable aux influences extérieures. Cultiver des émotions de haute vibration, telles que la gratitude, la compassion et l'amour, renforce le champ énergétique et le protège des densités.

Dans les interactions avec d'autres personnes, il est crucial d'établir des limites énergétiques. Cela peut être réalisé en visualisant une bulle de lumière autour de son propre champ énergétique avant des rencontres intenses ou en se rappelant intérieurement que chaque être est responsable de sa propre énergie. Cette approche permet au praticien de maintenir son équilibre sans absorber les énergies des autres.

L'intégration de ces pratiques dans la vie quotidienne assure une protection énergétique constante. Les Arcturiens rappellent que la constance dans ces techniques renforce le champ énergétique du praticien, le rendant plus résistant et moins sensible aux influences extérieures. Même quelques minutes par jour consacrées à la protection énergétique peuvent avoir un impact significatif sur le bien-être général.

La protection énergétique ne profite pas seulement au praticien, elle élève également la vibration de son environnement. Un champ énergétique fort et équilibré agit comme un phare de lumière qui rayonne l'harmonie pour ceux qui l'entourent, contribuant à l'équilibre collectif. Ce travail est un rappel que le soin énergétique de soi est un acte de service non seulement pour soi-même, mais aussi pour le monde.

Les Arcturiens enseignent que la protection énergétique n'est pas un acte de séparation, mais une pratique d'autonomisation. En maintenant son champ vibratoire propre et protégé, le praticien devient un canal plus clair pour les fréquences supérieures, apportant lumière, équilibre et guérison à tous les niveaux de sa vie et de celle de son entourage.

La libération des blocages énergétiques est une pratique essentielle du système holistique de guérison arcturien, conçue pour restaurer le flux naturel d'énergie dans le corps et le champ vibratoire. Les blocages, qui peuvent se manifester comme des tensions physiques, des émotions refoulées ou des schémas mentaux répétitifs, sont des accumulations d'énergie dense qui perturbent l'harmonie du système. En les libérant, le praticien retrouve non seulement son équilibre, mais accède également à des niveaux plus élevés de bien-être et de conscience.

Les Arcturiens enseignent que les blocages énergétiques sont le résultat d'expériences non traitées, de croyances limitantes ou d'influences externes qui se sont enracinées dans le système. Bien que ces blocages puissent sembler être des obstacles, ils sont aussi des opportunités de croissance et de transformation. La libération consciente de ces densités permet au praticien de retrouver son flux énergétique naturel et de s'aligner sur son but supérieur.

La première étape de la libération des blocages est l'identification. Cela nécessite une auto-observation consciente dans laquelle le praticien réfléchit aux domaines de sa vie où il rencontre de la résistance, du malaise ou la répétition de schémas. Au niveau physique, les blocages peuvent se manifester par des douleurs chroniques ou des tensions localisées. Sur le plan émotionnel, ils peuvent se présenter comme de l'anxiété, de la tristesse ou de la colère persistante. Mentalement, les blocages se manifestent généralement par des pensées négatives récurrentes ou des limitations auto-imposées.

Une fois qu'un blocage est identifié, le praticien peut utiliser la respiration consciente pour commencer à le dissoudre. Pendant une méditation, il peut se concentrer sur la zone affectée, inspirer profondément et visualiser qu'il apporte de la lumière et de l'énergie au blocage. En expirant, il peut imaginer qu'il libère la densité, permettant au flux énergétique de se rétablir. Ce cycle de respiration détend le système et agit comme un catalyseur pour la transformation vibratoire.

La visualisation dirigée est une technique puissante dans ce processus. Le praticien peut imaginer le blocage comme une forme sombre ou une structure rigide dans son champ énergétique. En travaillant avec l'énergie arcturienne, il peut visualiser que cette forme commence à se dissoudre, se transformant en lumière vibrante qui circule librement dans son système. Cette technique libère le blocage et restaure l'harmonie dans la zone affectée.

Le son est un autre outil efficace pour libérer les blocages. L'utilisation de bols tibétains, de carillons ou de mantras génère des vibrations qui pénètrent profondément dans le champ énergétique, désintégrant les densités et permettant à l'énergie de circuler à nouveau. Lors d'une séance, le praticien peut faire sonner une cloche près de la zone affectée, permettant aux ondes sonores d'interagir avec le blocage et de le libérer.

Les cristaux sont également de précieux alliés dans cette pratique. Des pierres comme l'améthyste, l'obsidienne et la citrine ont des propriétés qui aident à transmuter les énergies denses et à restaurer l'équilibre énergétique. Placer un cristal sur la zone du blocage ou le tenir pendant une méditation amplifie le flux énergétique, facilitant la libération.

L'imposition des mains est une technique centrale de la guérison arcturienne qui peut être utilisée pour libérer les blocages. Lors d'une séance, le praticien peut placer ses mains près de la zone affectée, canalisant l'énergie arcturienne vers le blocage. Visualiser un rayon de lumière dorée s'écoulant de ses mains vers la zone aide à dissoudre la densité et à restaurer l'équilibre.

La connexion aux fréquences arcturiennes amplifie considérablement ce travail. Lors d'une méditation, le praticien peut invoquer ces énergies supérieures, visualisant un flux de lumière vibrante qui pénètre dans le blocage et le libère. Cette lumière dissout la densité et remplit l'espace libéré de fréquences élevées, garantissant une guérison complète.

Le mouvement physique conscient est une autre façon de libérer les blocages énergétiques. Des pratiques telles que le yoga, le tai-chi-chuan ou même la danse intuitive aident à débloquer les zones où l'énergie est stagnante, lui permettant de circuler à nouveau librement. Des mouvements doux associés à une respiration profonde amplifient cet effet, favorisant la libération et l'harmonisation.

Le pardon est une technique transformatrice pour libérer les blocages émotionnels. De nombreuses densités sont associées à des blessures émotionnelles ou à des ressentiments non résolus. Lors d'une méditation, le praticien peut visualiser qu'il envoie de la lumière et de la compassion à ces expériences, libérant la charge émotionnelle associée et restaurant la paix intérieure.

L'intégration est une partie cruciale du processus de libération. Après avoir travaillé sur un blocage, le praticien doit prendre le temps de se reposer, de réfléchir et de permettre aux nouvelles énergies de s'installer. Les Arcturiens enseignent que ce temps d'intégration garantit que la libération est complète et renforce le champ énergétique du praticien.

La libération des blocages transforme le praticien et élève sa vibration, ce qui a un impact positif sur son environnement. En libérant les densités, le praticien rayonne des énergies plus harmonieuses, contribuant à l'équilibre collectif et au bien-être planétaire.

Les Arcturiens nous rappellent que la libération des blocages est un voyage continu, une opportunité de grandir, de guérir et de se connecter à notre essence supérieure. En abordant ces densités avec compassion et ouverture, le praticien restaure son équilibre et s'aligne sur les fréquences supérieures qui guident son chemin vers la plénitude et l'expansion spirituelle.

Chapitre 23
Guérison des Relations et Lumière

La guérison des relations est une pratique transformatrice dans le système holistique de guérison arcturien, axée sur l'harmonisation des énergies partagées entre les individus, la dissolution des conflits et le renforcement des liens dans une perspective d'amour et de compréhension. Les Arcturiens enseignent que les relations, qu'elles soient familiales, amoureuses, amicales ou professionnelles, sont le reflet de notre champ énergétique interne et un outil puissant de croissance et d'évolution spirituelle.

Chaque relation possède une énergie unique, un flux vibratoire qui se crée et évolue au fur et à mesure que les personnes interagissent. Cependant, ce flux peut être altéré par des émotions non résolues, des schémas de communication dysfonctionnels ou des énergies externes qui affectent la connexion. La guérison des relations ne cherche pas à forcer des changements chez les personnes impliquées, mais plutôt à transformer les énergies partagées, en favorisant un équilibre et un alignement avec les fréquences les plus élevées.

La première étape de la guérison des relations est l'auto-analyse. Avant de tenter de modifier la dynamique d'une relation, le praticien doit observer ses propres pensées, émotions et schémas de comportement qui peuvent contribuer aux conflits ou aux déséquilibres. Cet acte d'introspection apporte non seulement de la clarté, mais ouvre également un espace de responsabilité et d'autonomisation.

La méditation est un outil clé de ce processus. Lors d'une pratique méditative, le praticien peut visualiser le lien énergétique entre lui et l'autre personne comme un lien de lumière. S'il perçoit des tensions ou des blocages dans ce lien, il peut imaginer une lumière dorée ou rose s'y écoulant, nettoyant les densités et restaurant l'harmonie. Cet acte symbolique renforce l'intention de guérir et d'élever la relation.

La communication énergétique est un autre aspect essentiel de cette pratique. Par la visualisation, le praticien peut envoyer des messages vibrationnels d'amour, de pardon ou de gratitude à l'autre personne. Cela affecte non seulement le champ énergétique partagé, mais facilite également des changements subtils dans la dynamique de la relation. Les Arcturiens insistent sur le fait que cette communication doit être effectuée à partir d'un lieu de respect et de compassion, sans chercher à manipuler ou à imposer des énergies.

Le pardon est un élément transformateur dans la guérison des relations. De nombreuses tensions proviennent de blessures passées ou d'émotions non résolues. Lors d'une séance, le praticien peut visualiser l'envoi de lumière et de compassion vers les expériences partagées avec l'autre personne, libérant les ressentiments et permettant aux énergies de circuler à nouveau librement. Cet acte guérit non seulement le lien, mais libère également le praticien des charges émotionnelles.

Les symboles arcturiens sont de puissants outils pour harmoniser les relations. Lors d'une pratique, le praticien peut visualiser un symbole sacré, tel que la Fleur de Vie, tournant entre lui et l'autre personne, équilibrant et renforçant le flux énergétique partagé. Ces symboles agissent comme des matrices vibrationnelles qui élèvent la connexion et dissolvent les énergies discordantes.

Le son est une autre technique efficace dans la guérison des relations. Jouer d'un bol tibétain ou chanter des mantras tout en visualisant la relation peut générer des fréquences qui nettoient et harmonisent le lien. Par exemple, entonner le mantra "OM" tout en se concentrant sur le lien énergétique partagé peut aider à dissoudre les tensions et à rétablir l'équilibre.

Les cristaux peuvent également être utilisés pour soutenir la guérison des relations. Des pierres comme le quartz rose, qui résonne avec l'amour inconditionnel, ou l'améthyste, qui favorise la clarté et la paix, peuvent être placées sur un autel dédié à la relation ou tenues pendant une méditation. Ces cristaux amplifient l'intention du praticien et facilitent la transformation du lien énergétique.

Le travail avec les fréquences arcturiennes amplifie l'impact de cette pratique. Lors d'une séance, le praticien peut invoquer ces énergies supérieures, en visualisant un rayon de lumière dorée qui s'écoule vers le lien énergétique partagé. Cette lumière non seulement dissout les blocages et les tensions, mais élève également la vibration de la relation, en l'alignant sur les fréquences de l'amour et de la compréhension.

L'écriture introspective est un outil utile pour explorer et guérir les dynamiques relationnelles. Le praticien peut réfléchir à des questions telles que "Quelles leçons cette relation m'apprend-elle ?" ou "Quels schémas je souhaite transformer dans notre connexion ?". Écrire ces réflexions apporte non seulement de la clarté, mais ouvre également un espace d'introspection et de guérison.

L'intégration est une partie essentielle du processus de guérison des relations. Après avoir travaillé avec les énergies partagées, il est important d'observer comment le lien et les interactions se ressentent. Les Arcturiens enseignent que les changements énergétiques se reflètent souvent dans le monde physique, mais ceux-ci peuvent prendre du temps pour se manifester pleinement. La patience et la constance dans les pratiques assurent une transformation durable.

La guérison des relations non seulement transforme les connexions personnelles, mais a également un impact plus large sur le champ énergétique collectif. À mesure que le praticien élève ses liens, il rayonne ces fréquences dans son environnement, contribuant à l'harmonie et à l'équilibre universel. Ce travail est un rappel que chaque relation est une opportunité de grandir, d'apprendre et d'étendre l'amour inconditionnel.

Les Arcturiens nous rappellent que la guérison des relations est un chemin de découverte de soi et de connexion, une invitation à transformer nos interactions en portails de croissance spirituelle et d'amour profond. En abordant ce travail avec intention, compassion et ouverture, le praticien non seulement restaure l'harmonie dans ses liens, mais s'aligne également sur les fréquences les plus élevées qui guident son évolution et son expansion spirituelle.

La transmission de lumière est une pratique centrale dans le système holistique de guérison arcturien, conçue pour canaliser et partager des fréquences élevées avec les autres, apportant guérison, clarté et protection. Les Arcturiens enseignent que chaque être humain a la capacité d'être un canal conscient de l'énergie divine, transmettant la lumière des dimensions supérieures vers les plans physique et spirituel. Cette pratique non seulement aide le receveur à guérir et à élever sa vibration, mais renforce également le praticien, en l'intégrant aux fréquences supérieures et en le transformant en un conducteur de paix et de transformation.

La première étape de la transmission de lumière est la connexion consciente aux énergies supérieures. Avant d'effectuer un travail de transmission, le praticien doit s'aligner sur son être supérieur, ouvrir son cœur et son esprit et établir une intention claire. Cette intention peut être aussi simple que "Je transmets la lumière pour guérir et élever les énergies de celui qui la reçoit" ou "Que la lumière arcturienne s'écoule librement à travers moi pour restaurer l'harmonie".

La respiration consciente joue un rôle fondamental dans cette pratique. Le praticien doit respirer profondément, inspirant la lumière des dimensions supérieures et visualisant comment cette lumière s'écoule vers son cœur. En expirant, la lumière rayonne vers le receveur, remplissant son champ énergétique de fréquences de guérison. Ce flux rythmique de la respiration renforce le canal d'énergie, garantissant que la transmission de lumière soit fluide et harmonieuse.

L'utilisation de la visualisation est essentielle pour amplifier la transmission de lumière. Pendant la pratique, le praticien peut imaginer que son corps se remplit d'une lumière brillante, dorée ou blanche, représentant l'énergie divine. En étendant ses mains ou en dirigeant son intention vers le receveur, cette lumière s'écoule de son cœur, enveloppant le receveur dans un champ énergétique de guérison. Les Arcturiens enseignent que cette lumière non seulement nettoie le champ énergétique du receveur, mais aligne également ses corps physique, émotionnel et spirituel sur les fréquences les plus élevées.

Les symboles arcturiens sont de puissants outils pour amplifier la transmission de lumière. Pendant la séance, le praticien peut visualiser un symbole sacré flottant au-dessus du receveur, transmettant l'énergie de guérison à travers ses motifs géométriques. L'utilisation de symboles tels que le Merkaba ou le Tétraèdre Étoilé peut potentialiser significativement la fréquence de la lumière transmise, la dirigeant avec précision vers les zones du corps ou du champ énergétique qui nécessitent une guérison.

Le son est également un complément important dans la transmission de lumière. En chantant des mantras, tels que "OM" ou des sons arcturiens canalisés, le praticien émet des vibrations qui renforcent le flux de lumière, élevant encore davantage les fréquences du receveur. Le son résonne profondément dans les corps subtils, amplifiant l'énergie et aidant à dissoudre les blocages et les tensions. Des instruments tels que les bols tibétains ou les cloches sont également efficaces, créant des vibrations qui permettent à la lumière de circuler plus facilement.

Le travail avec les cristaux est un autre élément essentiel de la transmission de lumière. Des cristaux tels que le quartz transparent, la sélénite ou la labradorite ont des propriétés qui amplifient les énergies de guérison. Placer un cristal dans les mains du praticien ou près du receveur peut intensifier l'énergie transmise, aidant à diriger la lumière vers des zones spécifiques qui nécessitent une attention. Les cristaux agissent également comme des amplificateurs des fréquences arcturiennes, garantissant que la lumière s'écoule avec la plus grande pureté et puissance.

La transmission de lumière peut être appliquée en présence physique ou à distance. Les Arcturiens enseignent que le travail énergétique n'est pas limité par les barrières physiques et que l'énergie peut être envoyée efficacement à n'importe qui, n'importe où dans le monde, via la connexion spirituelle. Pour la guérison à distance, le praticien peut visualiser un lien de lumière reliant son champ énergétique à celui du receveur. En imaginant que la lumière s'écoule à travers ce lien, l'énergie atteint le receveur et lui apporte guérison, clarté et protection, quelle que soit la distance.

La protection énergétique est une partie cruciale de la transmission de lumière. Avant d'envoyer de l'énergie à un autre être, le praticien doit s'assurer que son propre champ énergétique est protégé et équilibré. Cela peut être réalisé en visualisant un bouclier de lumière autour du corps ou en utilisant des cristaux protecteurs. La protection garantit que l'énergie circule de manière pure et sans interférence, et que le champ du praticien reste en équilibre lorsqu'il agit comme canal de lumière.

La transmission de lumière est également un acte de service. Les Arcturiens nous rappellent qu'en partageant cette énergie avec les autres, le praticien non seulement aide à guérir le receveur, mais se connecte également au réseau universel de lumière. En agissant comme des canaux de cette énergie divine, les praticiens s'alignent plus profondément sur leur but spirituel et contribuent au bien-être collectif. L'énergie transmise non seulement nettoie et guérit, mais élève également la vibration de la planète entière, créant un réseau de lumière qui relie tous les êtres.

L'intégration est fondamentale à la fin d'une séance de transmission de lumière. Le praticien doit prendre le temps de se reposer, de réfléchir et de permettre aux énergies travaillées de s'installer. Cela s'applique également au receveur, qui peut ressentir une sensation de paix et de clarté après la transmission. Intégrer ces fréquences est essentiel pour que la guérison devienne effective et se maintienne dans le temps.

    La transmission de lumière est une pratique d'amour et de compassion universelle. Les Arcturiens enseignent que nous avons tous le potentiel d'être des canaux de cette lumière et qu'en le faisant, nous guérissons non seulement les autres, mais aussi nous-mêmes. En nous connectant aux énergies supérieures et en les transmettant, nous rétablissons l'équilibre dans notre propre être et dans le monde qui nous entoure, créant un cycle continu de lumière et de guérison.

Chapitre 24
Harmonie avec la Terre et Régénération

L'harmonie avec la Terre est une pratique essentielle du système de guérison holistique arcturien, qui reconnaît la profonde connexion entre les êtres humains et la planète en tant qu'entité vivante et vibrante. Les Arcturiens enseignent que la Terre n'est pas seulement notre foyer physique, mais aussi un champ énergétique qui nourrit et soutient tous les êtres. Travailler en alignement avec ses rythmes et ses fréquences permet de restaurer l'équilibre interne et externe, favorisant la guérison personnelle et collective.

La connexion avec la Terre commence par la compréhension de son énergie comme une expression du flux universel. Les Arcturiens décrivent la Terre comme un être conscient, un noyau d'énergie vivante qui répond et s'adapte continuellement aux interactions humaines et cosmiques. Établir une relation harmonieuse avec ce champ énergétique non seulement profite au praticien, mais contribue également au bien-être général de la planète.

Le premier pas pour travailler avec l'énergie de la Terre est la pratique de l'enracinement ou *grounding*. Ce processus permet au praticien d'équilibrer son énergie, en stabilisant son système tout en renforçant son lien avec la planète. Pendant une méditation, on peut imaginer des racines de lumière qui s'étendent des pieds jusqu'au noyau de la Terre, absorbant son énergie vibrante et renvoyant toute densité accumulée. Ce flux bidirectionnel assure un échange constant et harmonieux d'énergie.

Les cycles naturels, comme les solstices, les équinoxes et les phases lunaires, sont des moments particulièrement puissants pour s'aligner avec les fréquences de la Terre. Pendant ces événements, le praticien peut effectuer des rituels ou des méditations qui résonnent avec l'énergie du moment. Par exemple, lors d'un équinoxe, on peut se concentrer sur l'équilibrage de ses énergies internes, reflétant l'équilibre entre la lumière et l'obscurité dans la nature.

L'utilisation de cristaux est un outil puissant pour travailler en harmonie avec la Terre. Des pierres comme la tourmaline noire, le quartz fumé et le jaspe rouge résonnent avec les fréquences du noyau terrestre, agissant comme des ancres qui stabilisent le champ énergétique du praticien. Placer ces cristaux sur un autel, les porter sur soi ou les tenir pendant une méditation amplifie la connexion avec la planète.

Le contact direct avec la nature est fondamental pour intégrer cette pratique. Marcher pieds nus sur l'herbe, méditer sous un arbre ou s'immerger dans un plan d'eau naturel non seulement nettoie et équilibre le champ énergétique, mais renforce également la connexion avec l'essence vivante de la Terre. Les Arcturiens enseignent que ces actes simples sont des portes vers une relation plus profonde avec la planète.

Le son est un outil vibratoire efficace pour travailler avec les énergies de la Terre. Jouer du tambour, utiliser des bols tibétains ou entonner des mantras spécifiques génère des fréquences qui résonnent avec le noyau terrestre. Pendant une pratique, le praticien peut visualiser que ces vibrations s'étendent vers la Terre, connectant son champ énergétique avec le flux de la planète.

La visualisation est une autre technique puissante dans cette pratique. Pendant une méditation, le praticien peut s'imaginer entouré d'un manteau de lumière verte ou marron, représentant l'énergie de la Terre. Il peut visualiser comment cette lumière s'écoule dans son corps, le remplissant de vitalité, tandis qu'il renvoie amour et gratitude à la planète. Cet échange renforce la relation entre le praticien et la Terre, créant un lien énergétique profond.

La pratique de la gratitude est centrale dans l'harmonie avec la Terre. Exprimer sa reconnaissance pour les ressources, la beauté et le soutien que la planète offre non seulement élève la vibration du praticien, mais contribue également à la guérison énergétique de la Terre. Pendant une séance, le praticien peut consacrer quelques instants pour remercier consciemment pour tout ce qu'il reçoit de l'environnement naturel.

La guérison collective de la Terre est également un élément essentiel de cette pratique. Les Arcturiens enseignent que les êtres humains ont le pouvoir d'envoyer de la lumière et de l'énergie curative à la planète, contribuant à son équilibre et à sa régénération. Pendant une méditation, le praticien peut visualiser qu'il envoie un rayon de lumière dorée depuis son cœur vers la planète, la remplissant de fréquences élevées qui soutiennent sa guérison.

L'intégration des fréquences arcturiennes amplifie la connexion avec la Terre. Ces énergies supérieures agissent comme un pont entre le praticien et le champ vibratoire de la planète, permettant une interaction plus profonde et harmonieuse. Invoquer ces fréquences pendant une méditation ou une pratique rituelle intensifie la guérison et renforce la connexion spirituelle avec la Terre.

Les Arcturiens nous rappellent que vivre en harmonie avec la Terre n'est pas seulement une pratique spirituelle, mais aussi un acte de responsabilité collective. En s'alignant avec les rythmes de la planète, le praticien non seulement transforme sa propre énergie, mais contribue également à l'équilibre et à l'évolution de tout l'écosystème.

L'harmonie avec la Terre est une invitation à se souvenir de notre connexion innée avec la planète et à agir en tant que gardiens conscients de son énergie. À travers cette pratique, le praticien non seulement restaure son équilibre interne, mais devient également un canal de lumière et de guérison pour le monde qui l'entoure, irradiant des fréquences d'amour et de soin à toutes les formes de vie.

Les techniques de régénération dans le système de guérison holistique arcturien sont conçues pour activer les processus naturels de restauration et de renouvellement dans le corps physique, émotionnel et énergétique. Ces pratiques fonctionnent en alignement avec les fréquences arcturiennes, permettant au praticien de stimuler la capacité innée du corps à guérir, régénérer les tissus et restaurer l'équilibre à des niveaux profonds.

Les Arcturiens enseignent que la régénération n'est pas seulement un processus biologique, mais aussi un flux énergétique qui peut être activé consciemment. En travaillant avec ces fréquences, le praticien peut accéder à des modèles vibratoires qui soutiennent la réparation cellulaire, l'équilibre émotionnel et l'harmonisation énergétique.

Le premier pas dans les techniques de régénération est la connexion avec le flux vital du corps. Cela implique une focalisation consciente sur les zones qui nécessitent une régénération, qu'il s'agisse d'une blessure physique, d'une émotion non résolue ou d'un déséquilibre dans le champ énergétique. Le praticien doit établir une intention claire, comme "J'active ma capacité innée à guérir et régénérer cette zone", pour diriger l'énergie de manière efficace.

La respiration consciente est un outil fondamental dans ce processus. Pendant une méditation, le praticien peut inhaler profondément, visualisant que la lumière arcturienne s'écoule vers la zone qui nécessite une régénération. En expirant, il peut imaginer qu'il libère tout blocage ou énergie stagnante, permettant au flux régénérateur de se renforcer. Ce cycle de respiration non seulement détend le corps, mais active également les fréquences nécessaires à la restauration.

L'utilisation de la lumière et de la couleur est une technique puissante dans la régénération. Pendant une séance, le praticien peut visualiser un rayon de lumière dorée, verte ou bleue s'écoulant vers la zone qui nécessite une guérison. Par exemple, le vert, associé à l'énergie de guérison et d'équilibre, peut être utilisé pour stimuler la réparation cellulaire, tandis que le bleu peut être employé pour calmer les inflammations ou les tensions.

La géométrie sacrée amplifie l'impact de ces pratiques. Le praticien peut visualiser des modèles comme la Fleur de Vie ou le Cube de Metatron sur la zone qui nécessite une régénération, permettant aux fréquences de ces symboles d'activer et d'harmoniser les tissus et les énergies impliqués. Ces modèles agissent comme des matrices parfaites, guidant le flux énergétique vers un état optimal d'équilibre et de renouvellement.

Les cristaux sont des alliés précieux dans les techniques de régénération. Des pierres comme le quartz transparent, l'aventurine verte et la sélénite ont des propriétés spécifiques qui soutiennent la restauration et la guérison. Placer un cristal sur la zone affectée ou le tenir pendant une méditation amplifie l'énergie régénératrice et renforce le flux des fréquences arcturiennes.

Le son est un autre outil vibratoire efficace. Utiliser des bols tibétains, des diapasons ou des mantras génère des fréquences qui résonnent profondément dans le corps physique et énergétique, stimulant la régénération. Par exemple, le mantra "RA MA DA SA", utilisé traditionnellement pour la guérison, peut être entonné tout en se concentrant sur la zone affectée, permettant aux vibrations d'activer les processus réparateurs.

Le contact physique conscient, comme l'imposition des mains, est également une technique essentielle. Pendant une séance, le praticien peut placer ses mains sur la zone affectée, canalisant l'énergie arcturienne vers elle. Visualiser un flux de lumière dorée ou émeraude qui s'écoule de ses mains vers la zone non seulement stimule la régénération, mais renforce également le lien entre le corps physique et le champ énergétique.

Le travail avec les fréquences arcturiennes est au cœur de ces techniques. Pendant une pratique, le praticien peut invoquer ces énergies supérieures, visualisant un champ de lumière vibrante qui enveloppe tout son corps ou se concentre sur des zones spécifiques. Ces fréquences non seulement stimulent la régénération au niveau cellulaire, mais équilibrent également le champ énergétique, assurant une restauration intégrale.

La régénération émotionnelle est un élément clé de ces pratiques. De nombreuses maladies physiques sont liées à des émotions non traitées qui se sont stockées dans le corps. Pendant une séance, le praticien peut explorer les émotions associées à la zone affectée, en utilisant des techniques comme le pardon ou la libération émotionnelle pour soutenir la régénération.

L'intégration est une partie cruciale du processus régénératif. Après une séance, le praticien doit prendre le temps de se reposer, de s'hydrater et de permettre aux énergies travaillées de s'installer. La régénération ne se produit pas toujours de manière immédiate, mais les fréquences activées continuent à travailler dans le corps et le champ énergétique pendant des jours ou des semaines.

Les Arcturiens enseignent que les techniques de régénération non seulement transforment l'individu, mais contribuent également au bien-être collectif. En restaurant son propre équilibre, le praticien élève sa vibration et devient un canal d'énergies harmonieuses pour son environnement. Ce travail est un rappel que la régénération personnelle et la guérison planétaire sont intrinsèquement liées.

La pratique des techniques de régénération est une invitation à redécouvrir et à activer le potentiel inné du corps à guérir et à se renouveler. À travers ces techniques, le praticien non seulement transforme son expérience personnelle, mais s'aligne également avec les fréquences supérieures, se rappelant sa capacité à co-créer bien-être, équilibre et plénitude à tous les niveaux d'existence.

Chapitre 25
Guérison des Enfants et en Groupe

Travailler avec les enfants dans le système holistique de guérison arcturien est une pratique qui demande de la sensibilité, de l'intuition et une approche aimante. Les enfants possèdent un champ énergétique plus pur et ouvert que les adultes, ce qui leur permet de répondre rapidement aux fréquences élevées. Cependant, ils sont également plus sensibles aux influences extérieures, ce qui les rend susceptibles aux déséquilibres énergétiques qui peuvent se manifester dans leur comportement, leurs émotions ou leur santé physique.

Les Arcturiens enseignent que travailler avec les enfants est une opportunité sacrée de soutenir leur bien-être et de favoriser leur connexion aux énergies supérieures dès leur plus jeune âge. Ce travail ne bénéficie pas seulement à l'enfant, mais renforce également le lien énergétique entre le praticien, l'enfant et son environnement, favorisant l'harmonie familiale et collective.

La première étape du travail avec les enfants consiste à créer un espace sûr et accueillant où ils peuvent se sentir détendus et ouverts à l'expérience. Cet espace doit être tranquille, avec une atmosphère qui invite au calme et à la curiosité. Des éléments tels qu'une lumière douce, une musique relaxante et des couleurs chaudes peuvent aider à créer un environnement harmonieux.

La connexion initiale avec l'enfant doit être intuitive et basée sur la confiance. Avant de commencer toute pratique énergétique, le praticien peut prendre quelques instants pour observer et comprendre l'énergie de l'enfant, en respectant son niveau de confort et d'ouverture. Les enfants sont réceptifs aux intentions et aux émotions, il est donc essentiel que le praticien se concentre sur l'irradiation du calme, de l'amour et de la sécurité.

Les techniques de guérison pour les enfants doivent être adaptées à leurs besoins et à leur niveau de compréhension. Au lieu d'explications détaillées, le praticien peut utiliser des histoires, des images ou des jeux qui leur permettent de se connecter aux énergies de manière naturelle. Par exemple, on peut inviter l'enfant à imaginer une lumière brillante et chaude qui l'enveloppe, comme une étreinte protectrice de l'univers.

La visualisation est un outil puissant pour travailler avec les enfants. Le praticien peut les guider pour qu'ils imaginent des couleurs et des formes qui leur transmettent tranquillité et bien-être. Par exemple, on peut leur demander de visualiser un arc-en-ciel qui traverse leur corps, nettoyant et équilibrant leur énergie. Ces images simples et visuellement attrayantes sont faciles à comprendre et profondément efficaces.

La respiration consciente peut être enseignée aux enfants comme un jeu. On peut leur demander d'imaginer qu'ils inspirent des étoiles ou des fleurs et qu'ils expirent des nuages ou des bulles. Cette approche introduit non seulement le concept de respiration consciente, mais les aide également à libérer les tensions et à équilibrer leur énergie de manière ludique.

Le contact physique doux est une technique particulièrement efficace avec les enfants. Placer les mains sur leur tête, leur dos ou leurs mains, tout en canalisant les fréquences arcturiennes, peut aider à calmer leur système et à rétablir l'équilibre. Pendant ce processus, le praticien peut visualiser une lumière dorée ou émeraude s'écoulant de ses mains vers le corps de l'enfant, le remplissant de calme et de bien-être.

L'utilisation d'outils tels que les cristaux est également très bien accueillie par les enfants, car ils ont tendance à être attirés par leur beauté et leur énergie. Des cristaux comme le quartz rose, l'améthyste ou l'aventurine verte sont idéaux pour travailler avec les enfants en raison de leurs propriétés douces et protectrices. On peut donner un cristal à l'enfant pour qu'il le tienne ou le place à proximité pendant la séance.

Le son est un autre outil vibratoire qui résonne profondément avec les enfants. L'utilisation d'instruments tels que des cloches, des petits tambours ou des bols tibétains crée un environnement magique que les enfants trouvent fascinant. Ces sons non seulement équilibrent leur énergie, mais stimulent également leur curiosité et leur créativité.

Le jeu est un moyen naturel de travailler avec les énergies des enfants. Les Arcturiens suggèrent que les jeux imaginatifs, comme la création de "boucliers de lumière" ou de "portails magiques énergétiques", peuvent être un moyen efficace d'introduire les concepts de protection et d'équilibre. Par le jeu, les enfants non seulement comprennent les pratiques, mais participent également activement à leur propre guérison.

Il est important que les séances soient brèves et dynamiques, en s'adaptant à la capacité d'attention de l'enfant. Les enfants ont tendance à répondre rapidement aux énergies, il n'est donc pas nécessaire de passer beaucoup de temps pour obtenir des effets significatifs. À la fin de la séance, le praticien peut les guider pour qu'ils expriment ce qu'ils ressentent, en encourageant l'auto-exploration et la connaissance de soi.

Le soutien émotionnel est également essentiel dans le travail avec les enfants. Souvent, les énergies déséquilibrées sont associées à des émotions non exprimées ou à des changements dans leur environnement. Écouter attentivement et valider leurs sentiments renforce leur confiance et leur offre un espace sûr pour traiter leurs expériences.

L'impact du travail avec les enfants transcende le moment de la séance. Les Arcturiens enseignent que les enfants qui se sentent équilibrés et connectés à leur énergie intérieure ont tendance à rayonner cette harmonie dans leur environnement. Cela crée un effet de guérison expansif qui profite à leurs familles, à leurs écoles et à leurs communautés.

Le travail avec les enfants est l'occasion de semer les graines du bien-être et de la connexion spirituelle dès le plus jeune âge. Les Arcturiens nous rappellent que les enfants sont porteurs de lumière et de sagesse innée, et qu'en les soutenant dans leur équilibre et leur développement énergétique, nous contribuons non seulement à leur bien-être, mais également à la création d'un avenir plus harmonieux et élevé pour tous.

Le développement de groupes de guérison dans le contexte du système holistique de guérison arcturien est une pratique qui combine les intentions individuelles et collectives pour amplifier l'impact des énergies curatives. Les Arcturiens enseignent que les groupes agissent comme des nœuds énergétiques qui, en s'unissant, créent un champ vibratoire plus large, capable de guérir, de transformer et d'élever les participants ainsi que l'environnement qui les entoure. Cette pratique renforce non seulement la connexion entre les membres, mais contribue également à l'équilibre collectif et au bien-être planétaire.

La formation d'un groupe de guérison commence par une intention claire et partagée par tous les participants. Le but peut varier de la guérison individuelle de ses membres à la transmission d'énergies curatives à des communautés ou à des lieux spécifiques. Définir cette intention ensemble aligne les énergies du groupe et établit une base solide pour le travail spirituel.

La première étape pratique est la création d'un espace sacré où le groupe peut se réunir. Cet espace doit être calme, harmonieux et propice à la méditation et à la connexion énergétique. Des éléments tels que des bougies, des cristaux, de la musique douce et des symboles sacrés peuvent être placés stratégiquement pour élever la vibration du lieu et créer un environnement qui inspire le calme et la concentration.

La préparation énergétique des participants est fondamentale pour le succès du groupe. Avant de commencer toute pratique, il est recommandé de réaliser des exercices de connexion à la terre, de nettoyage énergétique et d'alignement individuel. Cela garantit que chaque membre contribue avec un champ énergétique équilibré et qu'il est ouvert à recevoir et à transmettre les fréquences arcturiennes.

La méditation en groupe est l'une des pratiques les plus puissantes dans ce contexte. Pendant la séance, les participants peuvent visualiser une sphère de lumière dorée qui les enveloppe, connectant leurs énergies et créant un champ vibratoire unifié. Cette sphère agit comme un canal qui amplifie les intentions partagées et facilite le flux des énergies curatives tant à l'intérieur qu'à l'extérieur du groupe.

La canalisation des fréquences arcturiennes est un élément central dans les groupes de guérison. Un ou plusieurs participants peuvent agir comme canaux conscients, recevant et transmettant ces énergies au reste du groupe. Visualiser un rayon de lumière dorée descendant des dimensions supérieures vers le centre du cercle du groupe est une technique efficace pour activer et distribuer ces fréquences.

L'utilisation de la géométrie sacrée amplifie l'efficacité des pratiques en groupe. Des motifs tels que la Fleur de Vie ou le Tétraèdre Étoilé peuvent être visualisés flottant au centre du groupe, irradiant une énergie équilibrante vers tous les membres. On peut également dessiner ou placer physiquement ces symboles dans l'espace, servant de points focaux pour les énergies arcturiennes.

Le son est un autre outil de transformation dans les groupes de guérison. L'utilisation de bols tibétains, de tambours ou de cloches crée des vibrations qui résonnent avec le champ énergétique du groupe, harmonisant et élevant sa fréquence. Les mantras, tels que "OM" ou "RA MA DA SA", peuvent être chantés ensemble, synchronisant les énergies des participants et renforçant la connexion collective.

Le travail avec les cristaux est particulièrement efficace en groupe. Placer un grand cristal, comme un quartz transparent ou une améthyste, au centre du cercle amplifie et distribue les énergies curatives. Les participants peuvent également tenir des cristaux plus petits pendant les séances, établissant une connexion directe avec les fréquences arcturiennes.

L'intention collective peut être dirigée vers des objectifs spécifiques, comme envoyer de la lumière et de la guérison à une personne, une communauté ou une situation. Pendant ces pratiques, les membres du groupe peuvent visualiser l'intention comme un rayon de lumière qui s'écoule du centre du cercle vers l'objectif, emportant avec lui les énergies curatives et transformatrices générées par le groupe.

La dynamique du groupe doit inclure des moments de partage d'expériences et de réflexions après les pratiques. Cet espace permet aux participants d'exprimer ce qu'ils ont ressenti ou perçu, renforçant la connexion émotionnelle et spirituelle entre les membres. Les Arcturiens enseignent que cette interaction enrichit non seulement l'expérience individuelle, mais approfondit également la cohésion énergétique du groupe.

Le développement de rôles au sein du groupe peut être utile pour organiser et optimiser les pratiques. Certains membres peuvent assumer le rôle de facilitateurs, guidant les méditations et les pratiques énergétiques, tandis que d'autres peuvent se concentrer sur les aspects logistiques ou sur la préparation de l'espace sacré. Cette approche collaborative renforce le sentiment de but partagé et garantit que chaque participant contribue avec ses talents uniques.

La régularité des réunions est essentielle pour maintenir la cohérence et l'efficacité du groupe. Établir un horaire fixe, comme des rencontres hebdomadaires ou mensuelles, crée un rythme qui renforce la connexion énergétique entre les membres. Les Arcturiens enseignent que la constance dans ces pratiques approfondit non seulement l'impact des énergies travaillées, mais élève également la vibration de l'environnement et des communautés connectées au groupe.

Les groupes de guérison ont également un impact au-delà de leurs membres immédiats. Les Arcturiens soulignent que le travail collectif génère une vague expansive de lumière qui contribue à l'équilibre et à la guérison de la planète. Cet effet multiplicateur transforme le groupe en un catalyseur de changement positif, irradiant des fréquences élevées dans toutes les dimensions de l'existence.

Le développement de groupes de guérison est une manifestation de l'interconnexion entre les êtres humains et de leur capacité à co-créer l'harmonie et le bien-être. À travers ces pratiques, les participants transforment non seulement leur propre énergie, mais contribuent également à un objectif plus large, en s'alignant sur les fréquences arcturiennes pour promouvoir la guérison et l'équilibre dans le monde.

Chapitre 26
Maîtrise et pratique avancée

Les progrès dans la pratique du système holistique de guérison arcturienne représentent un échelon supérieur sur le chemin de la transformation personnelle et collective. Ce chapitre explore l'intégration et la combinaison des techniques apprises, les amenant à un niveau plus profond et complexe, où le praticien peut aborder des défis énergétiques spécifiques et travailler avec plus de précision et d'efficacité.

Les Arcturiens enseignent que la vraie maîtrise de la guérison ne réside pas uniquement dans la connaissance technique, mais dans la capacité d'adapter les outils appris aux besoins uniques de chaque situation. La pratique avancée est donc une danse intuitive entre les compétences acquises et le guide spirituel que le praticien reçoit à chaque instant.

La première étape de ces avancées consiste à approfondir la connexion avec les fréquences arcturiennes. Grâce à des méditations plus intenses et prolongées, le praticien peut affiner sa capacité à percevoir et à canaliser ces énergies avec plus de clarté. Visualiser un vortex de lumière dorée descendant des dimensions supérieures, enveloppant le corps et le champ énergétique, aide à ouvrir de nouveaux niveaux de perception et de sensibilité.

La combinaison de techniques est l'un des piliers de la pratique avancée. Par exemple, le praticien peut intégrer la géométrie sacrée au son, en utilisant des motifs tels que la Fleur de Vie tout en chantant des mantras spécifiques. Cette synergie potentialise l'impact des deux outils, permettant au praticien d'aborder des blocages énergétiques plus complexes et profonds.

La personnalisation des techniques est également essentielle. Au lieu d'appliquer des méthodes générales, le praticien doit s'accorder à l'énergie unique de la personne, du lieu ou de la situation sur laquelle il travaille. Cela peut impliquer d'ajuster la fréquence de la lumière visualisée, de choisir des cristaux spécifiques en fonction des besoins détectés ou d'adapter les visualisations et les méditations pour aborder des aspects énergétiques concrets.

Le travail multidimensionnel est un aspect central des avancées dans la pratique. Les Arcturiens enseignent que de nombreux déséquilibres énergétiques ont des racines dans des dimensions au-delà du plan physique. Lors d'une séance, le praticien peut se visualiser en train d'entrer dans un espace vibratoire élevé, où il travaille directement avec les lignes de temps, les mémoires akashiques ou les énergies ancestrales qui influencent le présent.

La guérison collective est un autre domaine d'expansion de la pratique avancée. En travaillant avec des groupes ou des communautés, le praticien doit être capable de diriger l'énergie simultanément vers plusieurs individus, en maintenant une concentration claire et stable. Visualiser un entrelacs de lumière reliant tous les participants permet de distribuer les fréquences arcturiennes de manière uniforme, renforçant l'impact de la guérison de groupe.

L'utilisation de symboles avancés est une technique puissante à ce stade. Les Arcturiens enseignent que chaque symbole possède un motif vibratoire spécifique qui peut être activé par l'intention consciente. Lors d'une séance, le praticien peut visualiser un symbole flottant au-dessus de la zone travaillée, tournant et s'étendant pour diriger l'énergie avec précision. Incorporer de nouveaux symboles découverts par la méditation et la canalisation enrichit le répertoire du praticien et lui permet de relever des défis plus spécifiques.

La maîtrise du flux énergétique est un autre élément essentiel. À ce stade, le praticien doit être capable de percevoir le mouvement de l'énergie en temps réel, de détecter les zones de congestion ou de déséquilibre et d'ajuster sa concentration si nécessaire. Cela nécessite un niveau élevé de sensibilité et une connexion constante avec les énergies supérieures qui guident la séance.

L'intégration des émotions et des schémas mentaux joue également un rôle important dans la pratique avancée. Souvent, les blocages énergétiques sont profondément liés à des émotions refoulées ou à des croyances limitantes. Lors d'une séance, le praticien peut inviter le receveur à explorer et à libérer ces émotions, en utilisant des techniques telles que la visualisation de la lumière transformatrice ou l'utilisation d'affirmations positives qui reprogramment le champ énergétique.

L'utilisation de l'intuition est essentielle à ce niveau. Les Arcturiens enseignent que chaque séance de guérison est unique et nécessite une réponse personnalisée qui ne peut pas toujours être planifiée à l'avance. Se fier aux impulsions intérieures, aux images visualisées et aux sensations perçues pendant la pratique permet au praticien d'agir comme un canal clair pour les fréquences arcturiennes.

L'auto-évaluation et le développement continu sont également cruciaux à ce stade. Les Arcturiens soulignent l'importance de la pratique constante, de la méditation quotidienne et de la recherche de nouvelles façons d'élargir les connaissances et les compétences. Réfléchir sur chaque séance, identifier ce qui a fonctionné et ce qui peut être amélioré, permet au praticien de perfectionner son approche et de progresser sur son chemin spirituel.

La pratique avancée non seulement transforme le praticien, mais amplifie également son impact sur le monde. Les Arcturiens enseignent que ceux qui travaillent avec ces fréquences supérieures non seulement guérissent et équilibrent les autres, mais élèvent également la vibration du collectif. Chaque séance de guérison, chaque transmission de lumière et chaque interaction consciente contribuent à l'équilibre universel.

Les avancées dans la pratique sont une invitation à porter les compétences acquises à un nouveau niveau de maîtrise, où l'intuition, la sensibilité et la connexion avec les fréquences arcturiennes se combinent pour aborder des défis complexes avec grâce et précision. Ce chemin non seulement approfondit la connexion du praticien avec les énergies supérieures, mais l'aligne également avec son but en tant que canal de lumière et de guérison dans le monde.

Devenir un Maître Arcturien est l'aboutissement d'un voyage d'apprentissage, de pratique et de transformation dans le système holistique de guérison arcturienne. Cet état ne se définit pas uniquement par la maîtrise technique, mais par l'intégration profonde des fréquences arcturiennes dans tous les aspects de la vie du praticien. Un Maître Arcturien agit comme un pont entre les dimensions supérieures et le plan terrestre, servant de guide, de guérisseur et de porteur de lumière pour ceux qui recherchent l'harmonie et l'équilibre.

Les Arcturiens enseignent que la maîtrise est un processus continu, un engagement envers la croissance et l'expansion. Il ne s'agit pas d'atteindre un point final, mais d'être dans un état constant de réceptivité et de service. Ce chemin exige humilité, discipline et un profond respect pour les énergies supérieures qui guident chaque pas du praticien.

Le premier pas vers la maîtrise est l'alignement complet avec les fréquences arcturiennes. Cela implique non seulement la capacité de canaliser ces énergies pendant les pratiques de guérison, mais aussi de les intégrer dans la vie quotidienne. Un Maître Arcturien vit dans un état de connexion constante avec ces fréquences, leur permettant de guider ses pensées, ses paroles et ses actions.

La présence consciente est une qualité essentielle d'un Maître Arcturien. Cette capacité permet au praticien d'être complètement présent à chaque instant, percevant les énergies subtiles qui l'entourent et répondant avec clarté et compassion. La pratique quotidienne de la méditation et l'auto-observation renforcent cette capacité, créant un champ énergétique stable et lumineux qui rayonne l'équilibre vers les autres.

L'enseignement est l'une des responsabilités fondamentales d'un Maître Arcturien. Partager les connaissances et les techniques apprises non seulement profite à ceux qui les reçoivent, mais renforce également la connexion du Maître avec les énergies supérieures. Un véritable maître n'impose pas sa sagesse, mais inspire et guide, permettant à chaque individu de découvrir son propre chemin vers la guérison et l'illumination.

Le service est un autre aspect essentiel de la maîtrise. Les Arcturiens soulignent qu'un Maître Arcturien agit au bénéfice du collectif, utilisant ses compétences et ses connaissances pour élever les autres. Cela peut inclure la guérison individuelle, la transmission de lumière aux communautés ou le travail avec des groupes pour harmoniser les énergies collectives. Le service n'est pas une obligation, mais une expression naturelle d'amour et de gratitude envers les énergies que le Maître canalise.

La connexion avec les Maîtres Arcturiens est une partie centrale de cette étape. Ces guides spirituels offrent orientation, soutien et sagesse à ceux qui ont atteint des niveaux avancés dans leur pratique. Pendant les méditations, un Maître Arcturien peut visualiser un cercle de lumière où se trouvent ces guides, recevant leur énergie et leurs messages pour approfondir sa propre compréhension et son expansion.

La maîtrise des techniques avancées est une caractéristique distinctive d'un Maître Arcturien. Cela inclut la capacité de travailler avec les énergies multidimensionnelles, la reprogrammation énergétique, la guérison interdimensionnelle et l'activation du corps de lumière. Un Maître non seulement utilise ces techniques avec précision, mais les adapte et les développe également en fonction des besoins de chaque situation.

L'équilibre interne est fondamental pour maintenir l'état de maîtrise. Les Arcturiens enseignent qu'un Maître Arcturien doit être un exemple d'harmonie, démontrant comment les énergies supérieures peuvent être intégrées dans la vie quotidienne. Cela inclut la gestion consciente des émotions, la pensée positive et la capacité de maintenir une vibration élevée même dans des circonstances difficiles.

La protection énergétique est également cruciale pour un Maître Arcturien. En travaillant avec des énergies élevées et en assistant les autres dans leurs processus de guérison, le Maître doit s'assurer de maintenir son propre champ énergétique propre et équilibré. Cela peut être réalisé grâce à des visualisations, des cristaux protecteurs, des symboles arcturiens et des pratiques régulières de nettoyage énergétique.

La création de communautés de lumière est un autre aspect important de la maîtrise. Un Maître Arcturien non seulement travaille individuellement, mais inspire et organise également des groupes pour promouvoir la guérison et l'élévation collective. Ces communautés agissent comme des points focaux de lumière, rayonnant des fréquences élevées vers leurs membres et vers l'environnement.

L'héritage d'un Maître Arcturien ne se mesure pas à ses réalisations individuelles, mais à l'impact qu'il a sur les autres. Les Arcturiens enseignent qu'un véritable Maître laisse une trace de lumière et d'amour dans toutes ses interactions, rappelant à ceux qui l'entourent leur propre connexion avec les énergies supérieures et leur capacité à se transformer.

L'humilité est la base de la maîtrise. Un Maître Arcturien comprend qu'il n'est pas la source des énergies qu'il canalise, mais un instrument au service de l'univers. Cette reconnaissance permet aux fréquences arcturiennes de circuler librement à travers lui, créant un canal clair et puissant pour la guérison et la transformation.

Devenir un Maître Arcturien est une invitation à vivre en alignement constant avec les fréquences les plus élevées, servant de phare de lumière pour le monde. Ce chemin non seulement transforme le praticien, mais élève également tous ceux avec qui il interagit, créant un réseau de lumière qui relie les cœurs, les esprits et les âmes dans un but commun d'amour, de guérison et d'unité.

Épilogue

En arrivant à la fin de ces pages, vous n'êtes plus le même. Quelque chose de subtil, mais de profondément transformateur, a changé en vous. Il est peut-être difficile d'identifier exactement quoi, mais si vous écoutez attentivement, vous sentirez que la mélodie qui vibre maintenant en votre essence est plus claire, plus harmonieuse, plus connectée au tout.

Le voyage que vous avez commencé en ouvrant ce livre ne s'arrête pas là. C'est un point de départ, une ouverture vers des dimensions qui semblaient auparavant inaccessibles. Vous avez non seulement accédé à des connaissances, mais aussi à des fréquences qui continuent de résonner dans votre système énergétique. Et ce n'est que le commencement.

Les Arcturiens, avec leur sagesse et leur présence, n'offrent pas de réponses définitives, mais des outils pour que vous trouviez les vôtres. Ils montrent le chemin, mais c'est vous qui décidez de le parcourir. C'est une invitation à la co-création, à la participation active à la guérison et à l'expansion de votre propre réalité.

Rappelez-vous que la vraie guérison, le véritable équilibre, réside dans la reconnaissance de l'interconnexion de tout ce que vous êtes. Le corps, l'esprit et l'âme sont comme un triangle sacré, et lorsque l'un est en harmonie, tous les autres s'alignent. Votre vie, maintenant, reflète cette harmonie, et l'énergie que vous rayonnez a le pouvoir de transformer non seulement votre être, mais aussi ceux qui vous entourent.

Alors que vous fermez ce livre, sachez qu'il ne sera jamais complètement fermé. Il reste vivant en vous, dans chaque pratique que vous décidez d'adopter, dans chaque intention que vous établissez, à chaque moment où vous choisissez de vibrer à une fréquence plus élevée. Tel est votre héritage : un éveil continu, une danse éternelle entre vous et l'univers.

Allez de l'avant, avec courage et le cœur ouvert. Le cosmos est à vos côtés. Et en vous se trouve la clé de tout.

www.ingramcontent.com/pod-product-compliance
Ingram Content Group UK Ltd.
Pitfield, Milton Keynes, MK11 3LW, UK
UKHW040713060526